U0038101

真健康

HEALTH

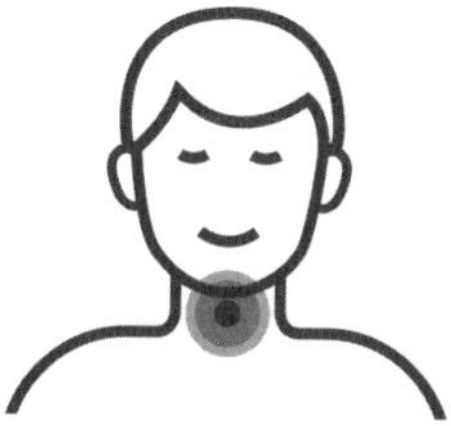

練喉嚨

日本耳鼻喉名醫獨家傳授
讓喉嚨返老還童的「喉嚨體操」
每天5分鐘，延命10年！

西山耕一郎—著　涂愫芸—譯

肺炎がいやなら、のどを鍛えなさい

序

先冒昧請教各位。

為了追求健康長壽，各位認為什麼身體機能最不能衰退？

腰、腿的肌肉嗎？沒錯，這也很重要。肌肉萎縮，不良於行，就會大大增加臥床的可能性。

血管的健康嗎？當然，這也很重要。血管的機能因高血壓、高血糖而衰退，就會提高大腦和心臟罹患重大疾病的風險。

然而，各位，其實還有更甚於肌肉、血管的「絕不能衰退的機能」。

那就是**吞嚥食物的能力**，亦即**嚥下機能**。

人類必須吃東西攝取能量，才能存活。「吃＝攝取能量」的行為，是生物從事生命活動的最基本的行動。我們把每天的這些行動，都當成了「理所當然」的事。

但是，若吞嚥能力衰退，這件「理所當然」的事，就不再理所當然了。

想必也有很多人知道，吞嚥能力衰退，就會經常發生「**誤嚥**」。「嚥」這個字是用來表現「吞入」的動作，所以望文生義，「誤嚥」就是「失誤吞入」的意思，指食物沒有進入食道，而是進入了氣管或肺。進入氣管或肺的食物，會引起發炎，造成「**誤嚥性肺炎**」。

而這樣的誤嚥性肺炎（又稱吸入性肺炎）會**致命**。

實際上，目前**肺炎高居日本人死因第三名**。

長年來，日本人屹立不搖的死因前三名，一直是「第一名癌症、第二名心臟疾病（主要為心肌梗塞）、第三名腦血管疾病（主要為腦中風）」。

但二〇一一年，死於**肺炎**的人數已經超越腦血管疾病，成為第三名。這個名次至今不墜，死於肺炎的人數增加，已形成社會問題。

各位知道肺炎死亡人數為什麼這麼多嗎？答案是死於**誤嚥性肺炎**的高齡者越來越多了。因吞嚥能力衰退而引發誤嚥，造成肺炎死亡的案例與日俱增。

因此，不想死，就不能讓吞嚥能力衰退。尤其是七十歲以上的高齡者，**能維持多少吞嚥能力，可以說是決定壽命的關鍵**。

而且，這不僅僅是高齡者的問題。

事實上，吞嚥能力從四、五十歲的世代就開始逐漸衰退了。甚至有報告指出，從三十歲世代就開始誤嚥了。嚥下機能並不是在邁入高齡後突然衰退。

譬如，大家是否自覺有以下的小小變化呢？

「最近吃飯經常會哽嗆。」

「吃完飯後，有時聲音會有點沙啞。」

「吃藥或吃健康食品時，不太能吞大顆藥錠了。」

「經常被自己的唾液嗆到咳嗽。」

「喉嚨有痰。」

「吃飯比以前更花時間。」

如果有一點點以上的自覺，可能就是吞嚥能力正在衰退。

其實，「吞嚥食物」的行為，僅僅只是**零點八秒**這麼一瞬間的事。在這零點八秒內，會完成「抬起喉頭」、「封閉氣管入口」、「開啟食道」的**精采連帶演出**，這個部分會在第二章詳述。這些形同「絕技」的連帶演出，只要在時間上出現一點點誤差，就無法順利完成。一個演出稍微遲緩，食物就會進入氣管，導致嗆哽或不停咳嗽。這種些微的時間誤差或反應遲鈍，大多從四、五十歲世代就開始了。也就是說，這種「小誤差」或「反應遲鈍」，會隨著時間逐漸擴大，邁入高齡後在吞嚥上出現問題，最後演變成吞嚥障礙。

但是，不用擔心。

大家有所不知，**吞嚥能力是可以鍛鍊的**。

自我訓練可以提升嚥下機能，如同鍛鍊肌肉就會有肌力。透過這樣的鍛鍊維持吞嚥能力，即使邁入高齡也不會發生誤嚥，可以活得長長久久。

附帶一提，我身為耳鼻喉科醫師，從耳、鼻、喉嚨到氣管、食道、全身的管理，至今大約有三十年的診療經驗。

而且，**身為吞嚥專科醫師，我診察過大約一萬名「吞嚥障礙」的患者**。以診察過的患者如此之多來看，我想很少有人像我這麼投入吞嚥治療。

為吞嚥困難來我門診就診的患者，大約以七、八十歲世代的老人為主。其中不乏吞嚥能力極度下降，就快無法進食的人。當然，這些人只要循序漸進地好好治療，做吞嚥能力的訓練，也有機會恢復吞嚥能力。能正常吞嚥，就會健康起來，與之前判若兩人，還有不少人「**透過治療與訓練延長了壽命**」。

而且，這種事一點都不稀奇。

譬如，高橋小姐（假名）的案例。

她警覺到：「從某天起，**喝水開始有點困難**。經過幾個月沒處理，變成光喝水都會嗆到，連醫師開的**藥錠**都吞不下去了。再這樣下去，會不會哪天變成不能吃東西了……」所以來我這裡就診。

她說其實來我的醫院前，已經去過幾家醫院就診，但始終未能找出原因。試過多種民間療法，也都無效。

在本院做過檢查後，做了吞嚥訓練並改變飲食。結果，才一個月喝水就不會再嗆到，藥錠也可以順暢地吞下去了。原本抑鬱不歡的高橋小姐，當然漸漸有了精神，心情也好起來了。

如同這個案例，患者康復了，當然值得高興。但是，老實說，每天接觸這麼多的患者，我常想：「如果可以早點開始鍛鍊吞嚥能力的訓練，就不至於衰退到這種程度，還可以更長壽……」目前，在日本幾乎沒有人知道「吞嚥能力是從年輕的時候開始退化」，也不太有人知道「靠訓練可以鍛鍊吞嚥能力」。因為不知道，所以很多人的吞嚥能力正在逐漸下降中。

我每天接觸吞嚥障礙的病患，因此萌生「哪天要以一般讀者為對象寫一本書，讓很多人知道強化吞嚥能力的重要性」的想法。這本書的出版，終於實現了我這個長年來的願望。

所以，也請各位務必從現在開始提升「吞嚥能力」。

各位在十年、二十年後、幾十年後能不能維持健康，與現在能把「吞嚥能力」加強到什麼程度息息相關。若能積極強化「吞嚥能力」，即使到了八十歲、九十歲、一百歲也一定可以津津有味地享受美食。

「吞嚥能力」是大大左右各位今後人生與壽命的關鍵。

各位，用餐時會嗆到、咳嗽，絕不能置之不理。

人要能吃、能吞嚥，才能活得長、活得幸福。所以，讓我們**強化「吞嚥能力」，健健康康地長命百歲**，然後再靠自己的力量，營造幸福的老後吧。

目錄

第一章 「最近經常嗆到」是老化的警訊！

第四章 防止誤嚥，「吃」的九條規則

第五章 「喉嚨」的大問題、小問題，解決煩惱的Q&A

第一章

「最近經常嗆到」是老化的警訊！

能否察覺「嗆到」的「老化警訊」是長命百歲的關鍵?!

人類是從「喉嚨」開始衰老的生物——我這麼想。

基本上，食物無法通過喉嚨，就會失去吃的樂趣，很難活得像個人。

食物進入時，你能不能瞬間驅動喉嚨的肌肉，把食物「咕嘟」吞下呢？我們能活多長，與這個「咕嘟機能」能維持多久息息相關，這麼說也不為過。

我在開頭的序中也說過，吞嚥能力從四、五十歲世代，就開始一點一點地衰退，甚至有報告提到三十歲世代的誤嚥。驅動喉嚨的肌肉衰退了、驅動喉嚨的反射神經遲鈍了，咕嘟吞嚥的時機就會出現些微的誤差。

這樣的「**咕嘟時的時機誤差**」，會導致「**嗆到**」、「**咳嗽**」。這是用餐中，食物或飲料**快要進入氣管而非食道**時，身體瞬間察覺危險而反射性地咳嗽，試圖把快要進入氣管的內容物咳回去。

各位是否覺得「對啊，最近越來越常在用餐時嗆到」？如果這麼覺得，就證明喉嚨的力量衰退，「吞嚥能力」正逐漸下降。**「嗆到」是最容易看出來的喉嚨老化警訊。**

四、五十歲世代的人，幾乎沒有人會把嗆到當成是「老化的警訊」。因為在這樣的年紀都覺得「自己還很年輕」，即使嗆到或咳嗽也不會太在意。

但是，繼續忽視這樣的警訊，經過五年、十年、二十年，「吞嚥能力」會在不知不覺中衰退，很容易誤嚥。也就是說，喉嚨的機能會慢慢地老化而不自覺。

屆時，喉嚨的機能處於低下狀態，頻頻引發誤嚥，情況就嚴重了。食物進入氣管，是與生命相關的重大情事，**會大大提高死於窒息或誤嚥性肺炎的風險**。

因此，我們必須提早察覺喉嚨的老化，防止機能衰退。

當出現「嗆到」或「咳嗽」的警訊時，你會做哪些該做的處置呢？還是會置之不理，不做任何處置？在這個分歧點上選擇哪一條路，恐怕**會大大影響各位的壽命**。

若是不想早死，就不能不理會容易嗆到這件事。請大家千萬要趁年輕，踏上「防止喉嚨老化的道路」，培養出無論到幾歲都能順暢吞嚥的「喉嚨能力」。

「嗆到」、「咳嗽」也是保護喉嚨的防衛反應

在這裡，先來談談誤嚥。

誠如各位所知，誤嚥是指飲料、食物或唾液進入了氣管或肺。

喉嚨（喉頭）是以名為「會厭」的「**喉嚨的蓋子**」為分歧點，分為食道與氣管兩條路。當然，食物或飲料是進入**食道**，空氣是進入**氣管**。但是，當喉嚨的機能衰退，原本應該進入食道的飲料或食物，就會誤入「其他入口（氣管）」。

想必大家在急著吃東西時，都有過吃進嘴裡的東西差點進入氣管，因而嗆到、咳嗽的經驗吧？

不過，食物只是「差點進入氣管」，並不能稱為誤嚥。如果吃的東西往氣管方向進入，但停滯在聲帶上方的入口附近，稱為「喉頭流入（喉頭侵入）」。

喉嚨的構造與功能

平時，食道的入口是關閉的，「聲帶」與「氣管」是張開的。吞嚥時正好相反，聲帶會關閉，通往食道的入口會開啟。

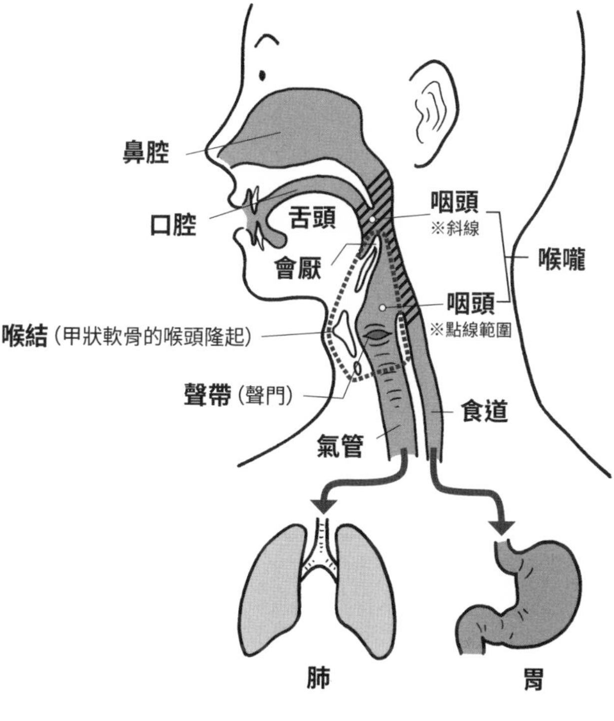

如果食物往氣管方向進入，但停滯在聲帶上方的入口附近，稱為「喉頭流入（喉頭侵入）」。如果進入比聲帶更裡面的氣管，則稱為誤嚥。聲帶如同自動門，會左右開關。

在喉頭流入階段，只要用力嗆咳，幾乎都能把內容物往回送，不會出什麼大事。但是，如前所述，如果經常因喉頭流入而嗆到，就是**喉嚨機能老化的警訊**。無視這樣的警訊，置之不理，總有一天會引發誤嚥。

所以，經常發生喉頭流入，就該想到「已經處於隨時可能發生誤嚥的危險狀態」。尤其是經常嗆到的人，必須把自己當成「誤嚥後備軍」，積極維護吞嚥能力。

當食物或飲料入侵氣管方向，進入比聲帶更裡面的地方，就稱為「誤嚥」。

說到誤嚥，或許有人認為這個障礙是老年人的專利。其實，**年輕人也會誤嚥**，只是年輕人大多會靠強烈咳嗽，把入侵物咳回去。「嗆到」和「咳嗽」是保護氣管、保護身體的防衛反應。發生誤嚥，飲料、食物進入氣管或肺，只要能靠哽嗆和咳嗽把入侵物排出去，就沒有問題。

再者，因誤嚥而侵入氣管或肺，也未必會形成誤嚥性肺炎。會不會形成誤嚥性肺炎，決定於誤嚥物的量與個人的身體抵抗力。誤嚥的東西若是少量，有可能不會形成肺炎，年紀輕或免疫力好的人，即使誤嚥也幾乎不會形成肺炎。

但是，高齡、體力衰弱以及因病或受傷或手術後而免疫力下降，細菌就會與誤嚥物一起入侵，在氣管或肺繁殖，造成發炎。當發炎惡化，就會引發誤嚥性肺炎。

而且，我必須在此提醒大家，**有的誤嚥並不會哽嗆、咳嗽**。有案例顯示，高齡或免疫力下降的人，即使誤嚥也不會哽嗆或咳嗽。這些人因為喉嚨的知覺減弱，所以有可能不會產生把誤入的飲料或食物推回去的「**咳嗽反射**」。

不斷重複慢性誤嚥，就不會再哽嗆，這種「沒有哽嗆和咳嗽的誤嚥」，占誤嚥整體的百分之三十到百分之七十。沒有哽嗆和咳嗽，就不知道有沒有誤嚥。因此，高齡和免疫力下降的人當中，**在不知不覺中誤嚥而出現肺炎症狀的人，數量已大幅攀升。**罹患這樣的肺炎，大有可能進展到某天死亡的狀態。

因此，我們從年輕時，就要小心留意「哽嗆」、「咳嗽」的「老化警訊」，以防用來吞嚥的喉嚨機能衰退。

高齡者的肺炎有百分之七十與誤嚥相關！

如前所述，肺炎是日本人死因的第三名。

第一名是癌症，第二名是心臟疾病，第三名是肺炎。以前，腦中風等腦血管疾病是第三名，但近年來肺炎死亡者逐漸增加，從二〇一一年起超越腦血管疾病至今。

而且，死於肺炎的人，大多是七十五歲以上的高齡者。而一般又認為，這種高齡者的肺炎，**有百分之七十與誤嚥相關**。所以，應該可以說「最近肺炎死亡人數持續攀升，是因為誤嚥性肺炎增加了」。

為什麼死於誤嚥性肺炎的人會增加這麼多呢？各位也知道吧？主要原因是日本人的壽命延長了。

二〇一五年日本人的平均壽命，女性約八十八歲，男性約八十一歲。

一九六〇年日本人的平均壽命，女性約七十歲，男性約六十五歲。由此可知，現在變成多麼長壽的社會。

總而言之，以前的人壽命短，大多在吞嚥能力還沒退化之前就死了。所以，以前幾乎沒有「維持嚥下機能的重要性」這種問題。但是，近年來，活到八、九十歲的人變多了，吞嚥功能衰退的人增加了，因誤嚥引發誤嚥性肺炎的人也就增加了。

附帶一提，肺炎成為死因第三名的二〇一一年度，「**誤嚥引發窒息的意外**」的年間死亡人數（四千八百一十六人／厚生勞動省（Ministry of Health, Labour and Welfare）公布），已經超越該年度死於「**交通意外**」的人數（四千六百一十一人／警察廳公布）。雖不到因肺炎死亡的人數，但毋庸置疑，因日本整體高齡化，吃麻糬引發誤嚥的意外也增加了。

今後，日本人的壽命應該會再延長一段時間。在不久的將來，說不定會迎接「活到九十多歲也理所當然」的時代。那麼，死於誤嚥性肺炎的人，將來也會持續增加。今後，這個問題將會逐漸擴大。

我認為在**今後的高齡社會，吞嚥能力的下降，將會是與每個人相關的問題。**

譬如，現在五、六十歲世代的人當中，應該有人因為照顧父母，正面對這樣的問題吧？然後，再過二十年、三十年，誤嚥或誤嚥性肺炎就會落在自己身上，成為「自己的問題」。

所以，沒有人可以擺出「事不關己」的姿態。今後的時代，必須把防止喉嚨老化當成自己的問題，不能再視為他人之事。

關鍵在於「使喉嚨上下移動的肌肉」！

大家知道嗎？當吞嚥能力降低，外觀上也會出現明顯的警訊。

那就是「喉結」的位置會往下降。

有很多老年人的喉結位置降到很下面，這並不是因為天生就在那麼下面，年輕時都是在很上面，隨著喉嚨能力衰退，才慢慢地下降到那樣的位置。

附帶一提，「喉結」的正式名稱是「甲狀軟骨的喉頭隆起」。**女性也具備喉結**，只是不像男性那麼突出。

喉結會下降，是因為**吊起喉結的肌肉或肌腱衰退了**。

這點非常重要，所以在這裡稍作詳細說明。

各位在咕嘟吞下食物時，會覺得**喉結（喉頭）**上下移動吧？為了確認，請試著咕嘟吞一口唾液。

這個動作的完成，是靠著名為**喉頭上舉肌肉群**的肌肉，把**喉結（喉頭）**往上拉、往下拉。

在喉嚨裡，是由喉頭負責把食物與空氣分開，而「喉結」就在喉頭前面。在氣管與食道的分歧點上，有名為「會厭」的「喉嚨的蓋子」。這個蓋子在呼吸或發聲時會張開，在吞嚥食物時會瞬間往下蓋，堵住氣管的入口，這樣食物就不會進入氣管。

要關閉這個「喉嚨的蓋子」時，**喉頭**會整個往**上前方**推動。這就是在吞嚥食物的同時，用力往上移動把「蓋子」關閉的作用。這時候，就是靠喉結的肌肉——喉頭上舉肌肉群——把喉頭往上拉。每次吞嚥食物時，喉結的肌肉都會用力地把喉頭往上拉，關上「蓋子」（參照三十四、三十五頁）。

但是，隨著年紀增長，這個喉結的肌肉會逐漸衰弱。這麼一來，不但把喉嚨往上拉的能力會減退，喉頭的位置也會整個往下降。而且，支撐肌肉的力量會減弱，從外觀上也看得出喉結的位置下降了。

平時的喉嚨內部（呼吸時）

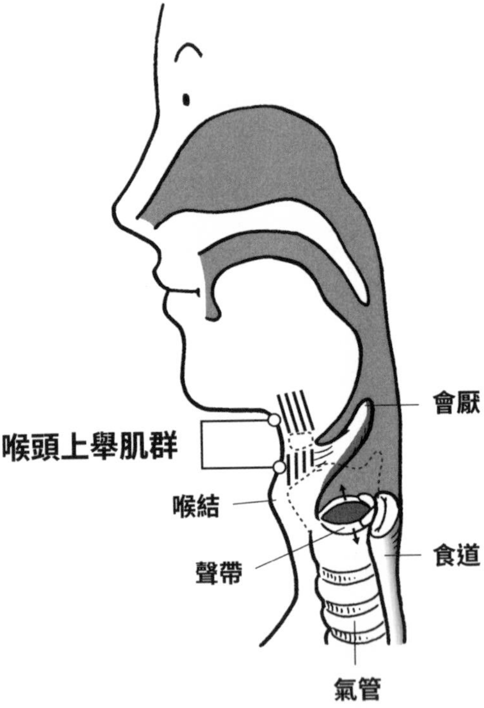

食道入口關閉，形成從鼻腔到氣管的一條空氣通道。

「吞嚥（嚥下時）」的肌肉動作

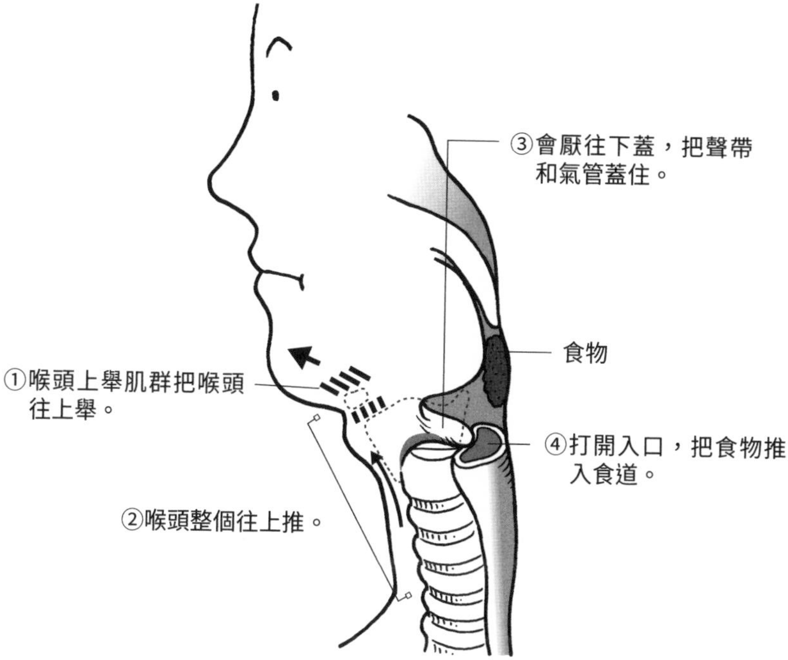
③會厭往下蓋，把聲帶
和氣管蓋住。
食物
①喉頭上舉肌群把喉頭
往上舉。
④打開入口，把食物推
入食道。
②喉頭整個往上推。

更詳細的「奇蹟般的連帶演出」請參照五十九頁。

喉結的位置下降到這種程度，「喉嚨的蓋子」就不好關閉，很容易發生誤嚥。

「蓋子」關不緊，飲料、食物就會從那裡產生的縫隙侵入氣管，引發誤嚥。

各位都了解了嗎？

總而言之，誤嚥這個問題就是「源自於喉結周圍肌肉的衰退」。當然，引發誤嚥還有「反射的衰退」、「喉頭的知覺降低」等其他種種要因。但其中又以「喉結肌肉的衰退」為最容易引發誤嚥的主因。

換言之，要預防喉嚨的機能下降，關鍵就在於防止「喉結肌肉的衰退」。也就是說，保護我們的嚥下機能的重要關鍵，在於如何維持喉嚨的肌力，以保有「使喉結順暢地上下移動的機能」、「『蓋子』順暢地開閉的機能」。

喉結的位置跟臀部一樣會下垂?!

我們的肌肉在中年以後會逐年減少。一般認為，驅動身體的骨骼肌的肌肉量，**從三十歲以後就會以每年百分之一的比率減少**。一年百分之一，十年就是百分之十，二十年就是百分之二十，所以邁入高齡時，肌肉量已經大幅衰減。肌肉量衰減太多，就會罹患「**肌少症**」，連走路、站立都會有困難。

但一般認為，驅動內臟的平滑肌的衰減速度，遠比骨骼肌緩慢。內臟肌肉特別不容易衰退，掌管嚥下機能的喉頭上舉肌群（喉結的肌肉），也遠比其他肌肉不容易衰退。所以，即使因為戰爭或飢餓，肌肉真的瘦到不能走路的程度，飲食、吞嚥的肌肉機能也不太會衰退。

但也不是完全不會衰退。

如前所述，喉結的位置會隨著年齡增長而下降，是因為喉頭上舉肌的肌力衰減。這個肌肉一衰減，嚥下機能就容易出問題，有時會進展到喪命的程度。

而且，喉結的位置會隨著喉頭上舉肌的衰退而下降，也還有其他「容易下降」的原因。

我們的喉頭是**從下顎被懸空吊掛起來的構造**，再由喉頭上舉肌群的肌肉和肌腱支撐著。因為是這麼不穩定的懸空吊掛式構造，所以只要支撐喉頭的肌肉稍微衰減，就很容易輸給「地心引力」而往下掉。

靠兩腳直立走路的人類，老後肌肉衰減了，各個部位就會輸給「地心引力」而往下掉、往下垂。臉頰、下巴、手臂等的多餘脂肪會鬆弛下垂，都是因為支撐這些部位的肌肉（稱為抗重力肌）衰減，漸漸抗拒不了地心引力。不論女性或男性，**邁入高齡臀部都會下垂**，最大原因也是支撐臀部的抗重力肌衰退了。

也就是說，喉結的位置下降也是同樣的道理。聽到我說「臀部下垂、喉頭位置下降，同樣都是一種老化現象」，各位讀者或許會生氣。但是，在我們身體的肌肉付出極大的勞力來抵抗地心引力，且隨著年紀增長而衰退後，各個部位就是會下垂。

喉結的位置從四十歲就開始下降了！但是，做訓練就能遏止衰退！

請各位看下一頁的曲線圖。

這是以圖形表示「各世代的喉頭位置的變化」。由此可見，不論女性或男性，喉結的位置都是從年輕時開始一點一點地下降。尤其是到了六十歲以後，更是急速下降。男性原本位於第五頸椎與第六頸椎之間的喉結，都下降到比第六頸椎更下面的地方了。

最值得注意的一點是，**竟然從四十多歲就開始下降了**。別說是三十歲世代的人了，恐怕連四、五十歲世代的人都沒有「自己的喉結位置正在下降」的自覺吧。但是，喉結的下垂會在不知不覺中慢慢進展，置之不理，什麼都不做，六十歲以後就會急速下降。

喉結位置的變化

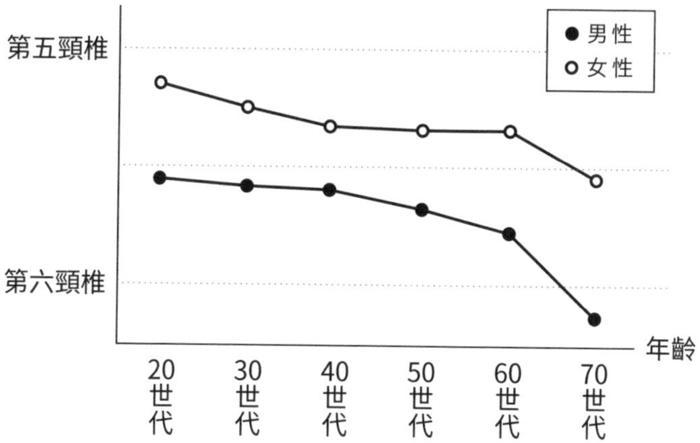

男性從四十歲以後會快速下垂。可以看出，到了六十歲以後，男、女的喉結都會急速下降。（出處：古川浩三《日耳鼻》，一九八四年）

頸椎與喉結的位置關係

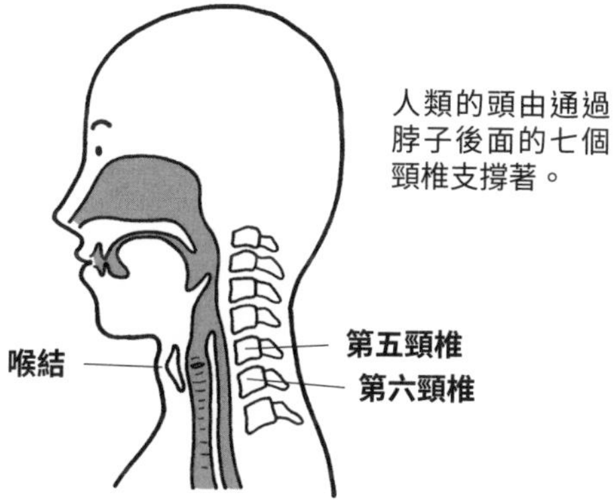

各位不覺得這件事很可怕嗎？

喉結的位置下降，證明使喉頭上下移動的喉頭上舉肌群的功能正在衰退。如前所述，這個肌肉衰退，喉結下降，很難把喉頭往上抬，**會厭的蓋子就不容易蓋上，會大大增加誤嚥的可能性**。若是誤嚥，當然會提高引發誤嚥性肺炎的可能性，也大有可能在短時間內致命。我們從四十歲開始，就在養大這種會導致可怕狀態的「問題芽苗」，卻渾然不知。

但是，各位，只要及早發現吞嚥能力的衰退，採取對策，就能及時拔除這個問題芽苗。

吞嚥能力可以鍛鍊。平時多鍛鍊喉嚨的肌肉，就能鍛鍊吞嚥能力，讓功能停止衰退。

或許有人會想：「喉嚨的肌肉怎麼可能鍛鍊呢？」請放心，如

喉結老化引起的下垂

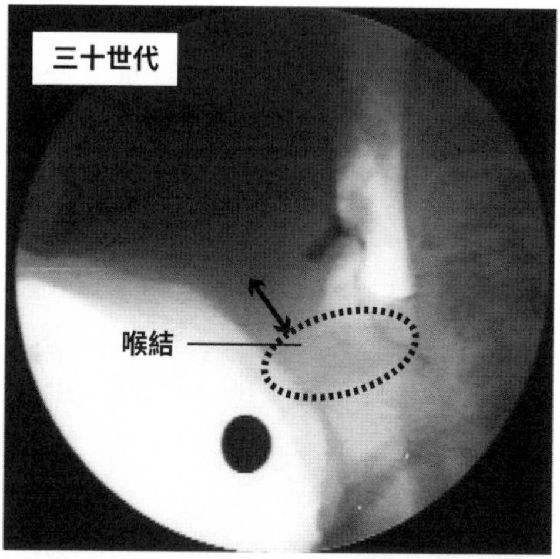
三十世代
喉結

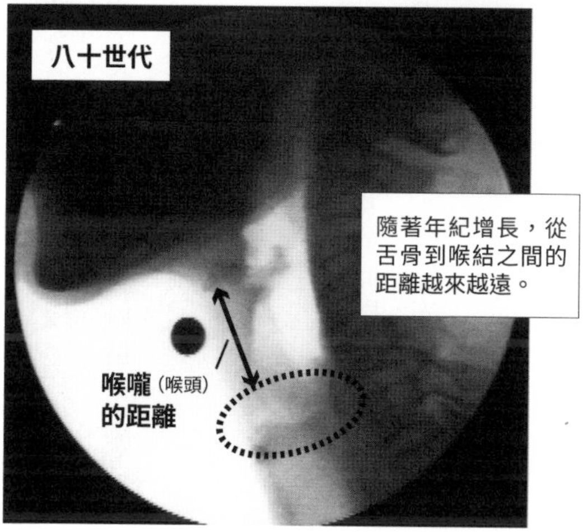
八十世代
隨著年紀增長，從舌骨到喉結之間的距離越來越遠。
喉嚨（喉頭）的距離

同鍛鍊肌肉就能讓手和腳長肌肉那樣，靠訓練來鍛鍊也能強健喉嚨的肌肉。

而且，鍛鍊喉頭上舉肌群就能逐漸加強「抬起喉結的力量」、「支撐喉結的力量」，喉結的位置自然會慢慢升高。所以，趁年輕時盡可能加強喉結的肌肉，喉結的位置就不會下降，永遠保持在高的位置。如此一來，就能有效降低誤嚥及因此引發肺炎的風險。

所以，請各位務必從平時做起，有意識地加強喉嚨的肌力。**所有肌肉不管從幾歲起都能鍛鍊**。最好是從年輕時開始鍛鍊，但即使到了七、八十歲世代，積極訓練也會長肌肉。一般而言，長肌肉需要大約**六週**的時間。喉嚨的肌肉也一樣，即使邁入高齡，嚥下機能衰退了，只要當下開始加強肌力，嚥下機能就有可能復原。

而且，完全不需要嚴格、痛苦的訓練。只要持續做輕度伸展或體操程度的訓練，就能充分鍛鍊喉嚨的肌肉，強化吞嚥能力。

方才我在前面說過，「喉結下降跟臀部下垂是一樣的」，但是，現今世上，即使年紀增長，不論男女也都有人靠訓練維持曼妙的身材吧？垂下來的臀部，靠深蹲運動，不管幾歲都可以變回緊實。

請把喉嚨的訓練想成跟臀部的訓練一樣。

從年輕時開始認真訓練喉嚨的機能，也能高高保住喉結的位置，**長長久久維持健康狀態**。

我要在這裡介紹這幾個呈現喉嚨訓練效果的案例，儘管這幾個例子有些極端。七十多歲的森田先生（假名）來我門診就診時，**已經放置了胃造口，處於不能從嘴巴吃東西的狀態**，造成營養失調。

但是，依據檢查結果，我認為「治療後有可能復原」，為他進行食道擴張治療，以及營養管理指導，並請他開始做抬起喉結的訓練。

其結果，開始出現可以一點一點從嘴巴進食的跡象，**一年後不但**

可以吃白米了，連胃造口都可以摘除了。他本人和家人有多麼高興可以拔除胃造口，是不言而喻的事。就像這樣，開始做喉嚨的訓練，有時會產生戲劇性的效果。

關於做怎麼樣的訓練可以鍛鍊喉嚨的肌肉，會在後面的章節詳細說明。

總而言之，各位，喉結位置從四十多歲就開始下降了。為了不讓喉嚨機能衰退，要盡早開始「強化吞嚥能力的訓練」。

你的吞嚥能力也降低了嗎？來挑戰自我檢測吧！

我在前面的條目說過，「喉結的下垂從四十多歲就開始了」。但是，在四十歲的世代，根本不會有「吞嚥能力低下」這種「症狀」的自覺。

「咦，有點奇怪」、「好像跟以前不太一樣」之類的「吞嚥能力低下的徵兆」，最早也要到五、六十歲世代才會出現。到了這個年紀，隨著喉結位置下降，吞嚥時會出現微妙的時機誤差，開始感覺吞嚥比以前困難。

哪些徵兆的出現可以視為「吞嚥能力低下的警訊」呢？在此略舉幾個。

□用餐時越來越常**嗆到**或**咳嗽**。

□會差點誤嚥自己的唾液而**咳不停**。

□ **仰頭**咕嘟咕嘟喝大杯生啤酒時會嗆到。

□ 覺得吞藥或吞健康食品等**大顆藥錠**有困難。

□ 用餐後，聲音會變得沙啞。

□ 經常**乾咳清喉嚨**。

□ 喉嚨經常**卡痰**。

□ 用餐中、用餐後，覺得喉嚨有異物。

□ 看鏡子時，發現喉結的位置已經下降到脖子中間以下。

□ 晚上會**咳**到不能睡覺，或是咳醒。

□ 感覺用餐時間比以前長。

□ 被說「**聲音比以前小**」。

□ 覺得最近體力衰退。

□ 覺得最近走路速度**變慢**了。

□ 最近稍微動一下身體，馬上覺得**氣喘吁吁**。

□ 呼吸算淺。

□不知不覺中**用嘴巴呼吸**。
□從來不做稱得上是運動的運動。
□沒必要絕不走路，或是完全不想步行或散步。
□討厭唱卡拉OK。
□不喜歡說話。不管跟誰見面都很少說話，**沉默寡言**。

如何？有不少人覺得有吻合的項目吧？吻合項目很多的人，最好要去思考喉嚨肌肉的肌力正慢慢衰退的問題。

項目中也提到了「體力」、「呼吸」、「運動」、「卡拉OK」、「說話」。或許有人會懷疑，這些項目跟「吞嚥能力低下」有什麼關係呢？關於這一點，會在下一章以後依序說明。

總之，四、五十歲以後，若是出現這些「吞嚥能力低下」的警訊，就不能再拖延了。要知道嚥下機能已經開始衰退，盡可能及早開始做提升「吞嚥能力」的訓練。

及早強化吞嚥能力，實現「活得健康，死得痛快」的理想

在這一章的開頭，我說過：「人類是從喉嚨開始衰老的生物。」不過，也可以換句話說：「**人類是強健喉嚨就能長壽的生物。**」也就是說，人類會因衰老而早死或是長壽，端看「吞嚥能力」。嚥下機能等喉嚨健康維持得好不好，會大大改變老後的人生。

說到老後人生，最近常聽到「PPK」這個關鍵字。各位知道「PPK」是什麼意思嗎？

PPK就是日文「ピンピンコロリ（PINPINKORORI）」的縮寫。也就是「希望能健健康康地長命百歲，直到某天痛痛快快地死去」的心願。此外，也包含「希望死前不會長期臥床、不會需要看

護、盡可能不要麻煩到周遭人」的心願。

我認為要實現這個「PPK＝活得健康，死得痛快」的願望，防止吞嚥能力衰退是不可或缺的條件。

到目前為止，我診察過無數有吞嚥障礙的患者。其中有人不能吞嚥食物後就得了癡呆症；也有人不能吞嚥後就突然臥床不起了。甚至有不少人會快速衰老，快到令人懷疑是不是**大腦和身體把不能吞嚥當成停止信號，停止了機能**。

而且，若是擔心食物誤嚥而放置「**胃造口**」，大腦和身體的機能低下恐怕會進展得更快。如此一來，就跟「活得健康，死得痛快」正好相反，會在「對本人而言絕非本意」的狀態下，度過人生最後一盤棋的時間。

所以，各位，若想在大腦和身體都健健康康的狀態下長命百歲，就必須趁早進行「強化吞嚥能力」的訓練，永遠維持喉嚨機能的健全。

到了六、七十歲世代稍微明顯衰退的人，當然要訓練，但也奉勸四、五十歲世代的人開始訓練。

千萬別說「自己還年輕，不需要吧。」不當一回事，喉嚨的機能低下就會慢慢進展。再過幾十年，等嚥下機能衰退到無法吞嚥食物，再來後悔「啊，應該早點鍛鍊吞嚥能力」，已經太遲了。

各位，若想永遠可以從嘴巴吃進美食、永遠可以吞嚥，就趁現在採取對策吧。

然後，健康地長命百歲，為自己的未來創造光明。

第二章

鍛鍊喉嚨可以延長十年的壽命！

人類要活下去，絕不能缺少「喉嚨的健康」！

我們的喉嚨具有人類要活下去絕不可欠缺的以下「三種機能」。

①**嚥下**——吞嚥食物以攝取能量。

②**呼吸**——吐納空氣，吸入氧氣，排出二氧化碳。

③**發聲**——發出聲音、話語，與他人和周遭交流。

光是從同時具有三種機能來看，就知道喉嚨是多麼重要的器官了。

三種都是人類為了維持生命，絕對不可缺少的機能。

不能吞嚥食物，缺乏能量，大腦和身體就不能動。不能呼吸，無法取得氧氣，就會立即死亡。不能發聲，無法向他人表達自己的意志，就很難經營社會生活。

換句話說，我們人類若是喉嚨失去作用，就活不下去了。反言之，只要喉嚨健全地發揮作用，就能進行每天的種種生命活動。

要鍛鍊「吞嚥能力」，最重要的就是全面提升這三大機能。也就是說，在日常生活中，養成認真吞嚥、認真呼吸、認真發聲的習慣，以維持喉嚨的健康狀況，這樣就能保有「邁入高齡也不會衰退的吞嚥能力」。

在這一章，我要依照「**嚥下**」、「**呼吸**」、「**發聲**」的機能，分別說明提升喉嚨健康的重點。請各位務必更提升喉嚨的機能，以保有「不管到幾歲都不會衰退的吞嚥能力」。

由「奇蹟般的連帶演出」構成的吞嚥運動

首先，從**嚥下機能**說起。

各位是否知道「吞嚥食物」的機能，是在多麼精密的機制下構成的嗎？在前一章我稍微提過，藉此章再做一次整理。

把口中食物咀嚼成容易吞嚥的形態

↓

閉起嘴巴

↓

把食物從嘴巴送進喉嚨

↓

把食物咕嘟吞下去

大略來說，這就是「吞嚥」。

那麼，這一連串的流程是多麼精采的連帶演出呢？以下為詳細說明。

①把食物咀嚼成容易吞嚥的形態。

②舌頭把銜接嘴巴與喉嚨的「**口腔**」關起來。

③關閉通往鼻子的「**鼻咽腔**」。口腔內的壓力增高，食物就會被壓力送進喉嚨（咽頭）。

④「**喉頭上舉肌**」發揮作用，適時把喉嚨往上推。

⑤「**會厭**」會配合上一個動作，向下傾倒，關閉通往氣管的通道。

⑥同時，呼吸時張開的「**聲帶**」會關閉，塞住氣管。

（正確來說，除了聲帶外，「假聲帶」與「披裂部」的地方也會收縮塞住。）

⑦「**咽頭**」會從上面逐漸束緊，把食物送進裡面。

「吞嚥」是奇蹟般的連帶演出

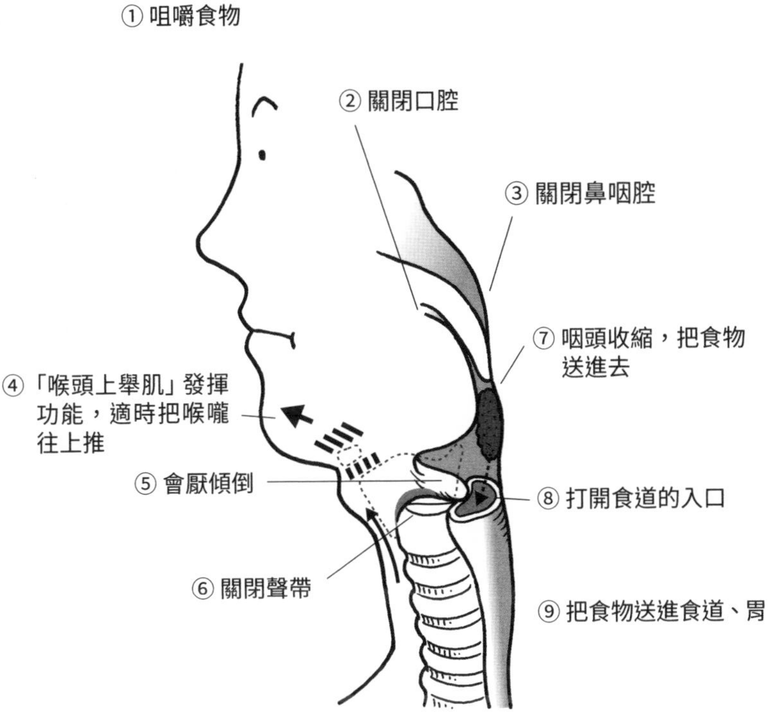

① 咀嚼食物
② 關閉口腔
③ 關閉鼻咽腔
⑦ 咽頭收縮，把食物送進去
④「喉頭上舉肌」發揮功能，適時把喉嚨往上推
⑤ 會厭傾倒
⑧ 打開食道的入口
⑥ 關閉聲帶
⑨ 把食物送進食道、胃

②～⑧在僅僅零點八秒內完成！

⑧原本關閉的「**食道入口**」只打開零點五秒。
⑨食物被送入「**食道、胃**」。

大家覺得如何？我們在僅僅大約**零點八秒**內，就完成了②～⑧這一連串的動作。

嘴巴與喉嚨之間有四條通道。

- 食物從外面進來的「嘴巴通道（口腔）」
- 與鼻子相連的「鼻子通道（鼻咽腔）」
- 空氣流入的「通往肺的通道（氣管）」。
- 送入食物的「通往胃的通道（食道）」。

吞嚥食物時，四條通道中的三條通道會關閉，唯獨通往食道的路徑有大約零點五秒的時間可以通行。也就是說，在零點八秒這一瞬間，會進行「塞住嘴巴通道」、「塞住鼻子通道」、「塞住氣管」、

「只打開食道的路徑大約零點五秒」、「靠這一條通道把食物送進去」的**精采連帶演出**。

此外，光看⑤、⑥，也是噼哩啪啦連動。會厭、披裂部、假聲帶、聲帶的「四段關閉」，甚至充滿了神秘感。

只要在時間上稍有誤差，就無法完成這樣的連帶演出。

現在靠X光做造影檢查，就能透過影片看到這一連串的動作。我透過影片看著這麼精采的連帶演出時，彷彿到了棒球上的**奇蹟三連殺**。

亦即，我們每天用餐時，都在無意識中做著這些既纖細又巧妙的動作。而且，每次用餐時，都會一次又一次、正確無比地重複這個連帶演出。

但是，如我在前一章所述，年紀大了，嚥下機能衰退，這個連帶演出就會出現**微妙的時間誤差**。喉結的位置下降、反射神經衰退、使喉結上下移動的肌肉（喉頭上舉肌）力量衰減，咕嘟吞嚥時就無法適時開、關通道。如此一來，在吞嚥時，**不只食道，連通往氣管的通道**

都可能打開，形成容易誤嚥的狀態。

要防止這種誤嚥的問題，關鍵就在於鍛鍊抬起喉結（喉頭）的肌肉。喉結位置上升，可以用力地往上抬，會厭就會適時地傾倒，緊密地蓋住氣管。

「把喉嚨位置保持在上方→提高喉結→會厭傾倒→緊密地蓋住氣管」的連帶動作，就像支撐嚥下運動的生命線。想維持這個機能，最重要的就是不要讓抬起喉結的肌力衰退。

吞嚥時，「有沒有意識」會形成極大的差異

嚥下是靠「**反射動作**」進行。

在嘴巴被咀嚼成容易吞嚥狀態的食物，即使沒有「要吞嚥」的意識，也會在無意識中被嚥下，然後進入食道。在「咕嘟吞嚥」途中，想到「啊，還是不要吞了」，也無法阻止這個嚥下運動。因為「吞嚥」這樣的行為是反射運動，所以，**基本上是在無意識下自動執行**。

但是，無意識下的行動有時會出現失誤。大家都有過隨手放進嘴裡的東西差點進入氣管而嗆到的經驗吧？

尤其當嚥下機能衰退，「連帶演出」出現誤差時，還像平時那樣無意識地吞嚥，就有可能發生誤嚥。

所以，在嚥下食物或飲料時，最好盡可能從平時養成「**有意識的習慣**」。

亦即，在咕嘟吞嚥之前，在大腦裡想著「來，吞吧」、「要吞囉」。這麼做，把嚥下「意識化」，就能更精準地吞嚥，達到防止誤嚥的目的。

而且，這個「清楚意識到嚥下的重要性」，已經在世界各地獲得認同，在英語圈經常可以聽到「Think Swallow」的說法。「Swallow」是「吞下」、「嚥下」的意思，所以，直譯英文的「Think Swallow」，就是「**請有意識地吞嚥**」。

附帶一提，「Swallow」也有「燕子」的意思（職棒東京養樂多燕子隊的燕子）。不過，英文的拼法雖然相同，但語源完全不同，「嚥下」跟「燕子」並沒有直接關係。

但是，嚥下的「嚥」有燕子的「燕」，所以，也有另一種說法，認為在古代中國看到燕子把父母銜來的食物囫圇吞下，就創造出了口字旁的「嚥」字。不可思議的是，不論英文或漢字，用來表現「吞下」的文字都與燕子相關，看起來是偶然的巧合。

無論如何，我們都不能像燕子那樣無意識地囫圇吞下，要盡可能有意識地把食物吞下。只要帶點意識，就更能增加嚥下運動的準確性。為了更精準地完成連帶演出，也請各位在平時就用心做到「Think Swallow」。

為了不得肺炎，患者和醫師都該注意的事

吞嚥障礙的原因很複雜，醫師想要找出原因，也需要相當的知識與經驗。

一般而言，腦中風患者的發病率最高，但報告顯示，其他還有老化、神經疾病、失智症、藥物影響、體力虛弱等種種原因。

因此，我把吞嚥治療當成了「**解九連環**」。如同解九連環般，最重要的是去思考「不是這樣」、「不是那樣」，從各個角度找出原因。

再者，嚥下障礙是疾病，**症狀更是與全身相關**，必須見木也見林。

而且，誤嚥引發的肺炎，也可能毫無症狀，在不知不覺中持續進展。誤嚥會在肺部引發輕微的發炎，但會不會進展到足以稱為「肺炎」的重度症狀，就看每個患者的免疫力、體力、誤嚥物的種類與

量。誤嚥後，有人會馬上轉成肺炎，有人還是可以跟平常一樣過日子。也就是說，因人而異，有人發生輕微的誤嚥也不會引發肺炎，繼續渾然不覺地過著安穩的生活，這樣的案例也不少。

但是，**萬一這樣的發炎在肺裡悄悄延續**——

即使外表看起來沒事，也未必壓住了誤嚥所引發的發炎。有不少案例是因為沒有察覺，所以身體慢慢被病魔入侵了。

若延遲治療，肺炎就很難痊癒了。發炎在不知不覺中擴散，就會降低肺的呼吸機能，嚥下機能也可能因此陷入低下的負螺旋。誤嚥性肺炎就是這麼棘手的疾病，大有可能在不覺中進展。

聽起來有點讓人不寒而慄，但這件事非常重要，請容我再稍作說明。

對高齡者來說，肺炎是非常切身的現實問題，甚至有句令人厭惡的俗話說「**肺炎是老人之友**」。高齡者的體力虛弱，經常會因為小小的原因，就產生吞嚥障礙。

感覺「可能是肺炎」時，已經太遲了。

其中有不少高齡者察覺肺炎，才一個禮拜沒進食，就衰弱到讓人錯以為之前就已經臥床不起了。而且，機能一低下，就**要花好幾倍的勞力、天數才能復原**。所以，即使沒有自覺，也要定期檢查，早期發現發炎，接受治療。家中若有高齡者，希望能提醒他們早期治療，若是不得不禁食一段時間，也須盡可能縮短。

此外，高齡者受到一點撞擊，就容易受傷。想必大家也常聽到，因扭傷或骨折最後長期臥床的例子。

若是高齡者，因為骨折等原因，一時不能走路，肌力和全身體力就會急速下降。

因此造成吞嚥能力衰退，不能順暢吞嚥的例子也非常多。這時候最常見的案例，就是陷入「不能從嘴巴吃東西，造成營養不良↓體力衰退，日益衰弱」的惡劣循環。

所以，高齡者必須非常小心，以免陷入**「不能走」**、**「不能吃」**、**「營養不良」**的負螺旋。

知道嗎？「吞嚥後吐氣」是基本

接下來要談的重點，是喉嚨三大機能中的**呼吸機能**。

事實上，我們的「吞嚥能力」與呼吸的順暢與否，有非常大的關係。

原則上，**在咕嘟吞嚥食物時，我們會停止呼吸**。如前所述，嚥下時嘴巴會閉起來，通往鼻子的通路也會堵住。吞嚥時會堵住所有空氣進出的通道，只打開食道，以防誤嚥。

但是，總不能一直停止呼吸。所以，**在咕嘟吞嚥後，會馬上重啟呼吸**。

這時候，在吞嚥後馬上吐氣，才是正確的呼吸法。有很多人在咕嘟喝完大杯生啤酒後，會「噗哈」吐一大口氣，喃喃說道：「啊，太棒了！」就像這樣，**最好在吞嚥後吐氣**。

吞嚥後馬上吐出來

吞下後馬上把氣吐出來，可以把內容物回推到喉頭，以防內容物侵入肺裡。

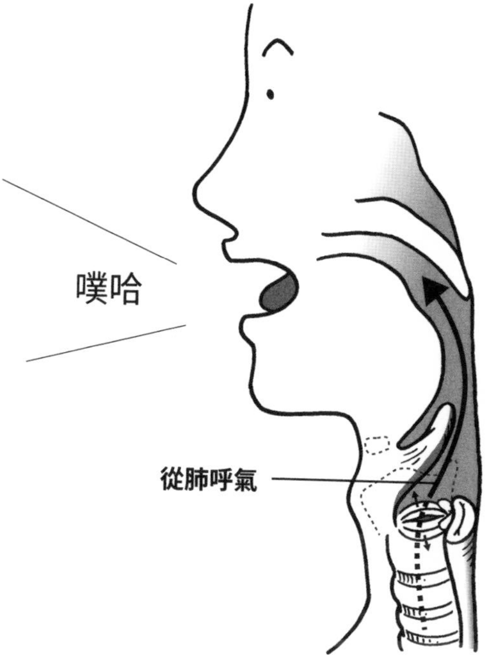

吞嚥後馬上吸氣，食物或飲料很容易在那一瞬間吸入肺裡。吐氣的話，就沒有這樣的憂慮。即使吞嚥後食物差點進入氣管，只要吐氣，食物就會被吐出來的氣往回推。也就是說，**在吞嚥後馬上吐氣，自然就能防止誤嚥**。

但是，**呼吸淺的人、呼吸器官虛弱的人、肺活量衰減的人**，大多會在吞嚥後馬上吸氣，因為這樣的呼吸習慣而引發誤嚥的案例不在少數。

因此，呼吸機能不佳，呼吸次數多的人，容易誤嚥。請算一次看看，自己的呼吸次數是多少。一般認為，**一分鐘呼吸二十次以上的人容易誤嚥**。

另外，**鼻塞的人**也會在吞嚥後吸氣，所以也容易誤嚥。鼻塞已經夠難呼吸了，用餐吞嚥時，在人體構造上還必須把嘴巴也閉起來，因此會喘不過氣來，在吞嚥後忍不住馬上吸氣。而且，鼻塞的人還會因為呼吸困難，不咀嚼就把食物吞下去，非但吃不出食物的味道，還會把胃搞壞，也容易發生食物卡在喉嚨裡的**窒息意外**。

所以，**維持呼吸與鼻子的機能非常重要**。

有位女性嚴重鼻塞，吃東西都不咀嚼，囫圇吞棗，所以用餐時經常嗆到。診療後發現，她的**鼻子裡有大顆息肉**。立刻切除治好鼻塞後，用餐時不再嗆到，多痰症狀也不見了。會咀嚼後，吃東西也吃得出味道了，那位女性非常感激。

還有，習慣靠嘴巴呼吸的人也要注意。平時從嘴巴吸氣，吃東西時也會無意識地吸氣，提高誤嚥的可能性。有慢性鼻炎、鼻竇炎、花粉症等鼻子不好的人當中，有不少人會在不知不覺中靠嘴巴呼吸。有這種自覺的人，請在用餐時小心呼吸。

由此可見，呼吸機能對吞嚥能力的影響有多麼密切。**呼吸狀況不佳，吞嚥就容易失常**。

以前，曾經分成「會誤嚥」與「不會誤嚥」兩組，測量「呼氣流量」。所謂呼氣流量，是指一次吐出再吸入的最大空氣量，也就是肺活量。

結果一目了然。

如左頁所示，「**不會誤嚥**」組是**一點五到兩倍弱的呼氣量**。顯而易見，另一組「會誤嚥的人」的呼吸機能比較差。

所以，想提高吞嚥能力，就必須提高呼吸機能。關於具體的訓練方法，我會在第三章詳述。

吐氣量與吞嚥能力的關係

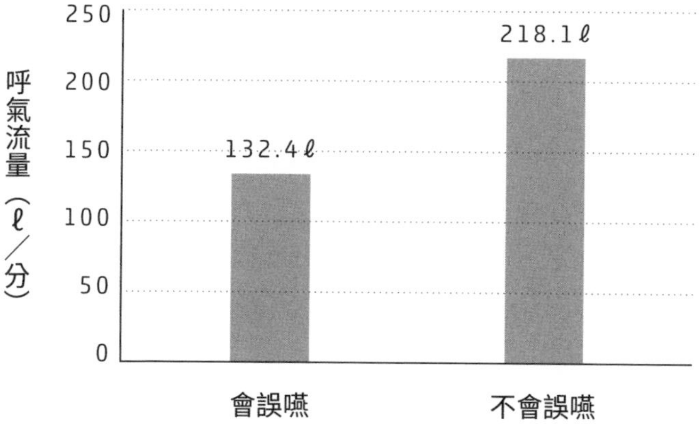

會誤嚥的人，一次吐出來的空氣量，顯然比一般人少。檢查對象是六十到九十六歲的六十二人。（中山書店《嚥下醫學》，二〇一四改）

「發聲清楚的人」吞嚥能力也高，「聲音嘶啞的人」正一步步邁向誤嚥

三大機能中的第三個是**發聲機能**。

發聲也與吞嚥能力密切相關。

發聲所使用的器官，原本就與吞嚥幾乎相同。聲帶位於喉結正後方的喉頭，結構是由吐出來的氣振動聲帶，發出聲音。

因此，發出大的聲音、高的聲音，能有效刺激喉頭的肌肉。譬如，各位是不是覺得**大聲說話**、**大聲唱歌**、**大聲笑時，喉結會不停地上下移動**呢？這就是喉頭上舉肌受到刺激的證明。所以，「從平時養成清楚發聲的習慣」，就能鍛鍊吞嚥能力。

「從平時養成清楚發聲習慣」的方法，我特別建議「**唱卡拉OK**」、「**說話**」、「**笑**」三種。

發聲的結構

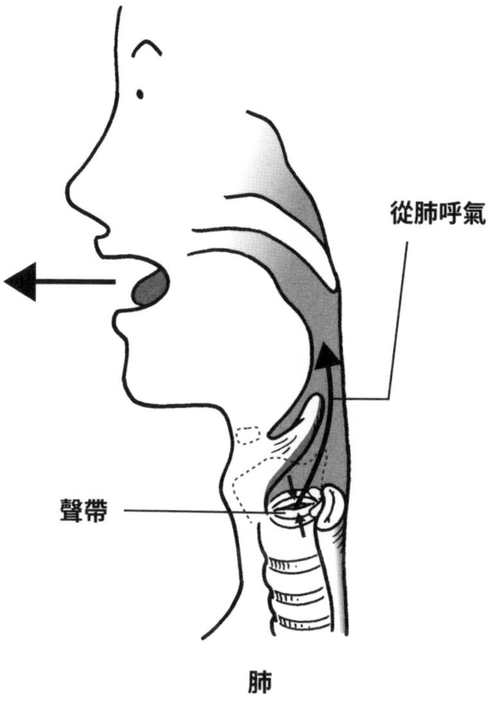

從肺呼出來的氣的流動，會振動聲帶形成聲音。

唱卡拉ＯＫ

在平時的生活中，很少有機會發出大的聲音。但是，唱卡拉ＯＫ就不同了，可以盡情地放聲高歌。尤其是從丹田發出聲音時，會自然地吸氣、吐氣，就能鍛鍊呼吸機能，進而增加肺活量。呼吸機能提升了，也能**對吞嚥產生好的影響**。

清楚地發出聲音唱卡拉ＯＫ，喉結會不斷地上下移動，**可以鍛鍊喉頭上舉肌**。如前所述，要強化吞嚥能力，關鍵在於鍛鍊這個「使喉結上下移動的肌肉」。就這點來看，唱卡拉ＯＫ可以邊快樂地唱歌邊提升吞嚥能力，可以說是非常優秀的訓練方法。

而且，唱卡拉ＯＫ還可以**消除精神壓力**、**改善自律神經平衡**、**促進身體的血液循環**，達到種種的健康效果。具體上，唱哪些歌比較能提高效果，會在下一章詳細介紹。各位，讓我們在盡情歌唱、盡情歡樂中，同時提升歌唱能力與吞嚥能力吧。

說話

平時就經常使用喉嚨的肌肉非常重要，這樣喉嚨的肌肉才不會衰退。喜歡說話、經常說話的人，與沉默寡言、不常說話的人，在使用喉嚨的方式上有極大的差異。所以，想維持喉嚨的肌肉、維持吞嚥能力，**最好能平時就經常說話**。

若是比較男女因年紀增長而喉結下降的狀況，從第四十一頁的圖表可以看到，男性下降的幅度遠比女性大，這說不定是與「**女性喜歡說話**」有關。雖然僅止於「推測」，但由此可見，長時間喋喋不休地說話，很可能可以鍛鍊喉嚨。

不過，並不建議在用餐時說話。

若是邊吃邊說話，經常會在說得太高興時嗆到或咳嗽。在嘴巴裡有食物的狀態下說話，尤其不好。要在用餐中對話，最好是「吃的時候專心吃」、「說的時候專心說」，以免誤嚥（詳見第四章）。

笑

有種種研究顯示，「笑」可以帶來很多健康效果。譬如，活化NK細胞抑制癌症、活化大腦預防癡呆、促進血液循環降血壓、消除壓力提升免疫力。除了這些效果外，「笑」對吞嚥能力也有非常好的影響。

尤其是「大笑」，腹部橫膈膜會上下移動，使大量的氣進出，所以會有提升呼吸機能的效果。此外，笑的時候，喉結會上下移動，頻繁動用喉頭的肌肉，所以也**會有強化喉嚨肌力的效果**。在日常生活中累積這樣的效果，就能更強化吞嚥能力。

因此，可以看搞笑節目或相聲大笑，也可以跟家人或朋友講笑話，炒熱氣氛。為了維持喉嚨的健康，讓我們平時就「笑」個不停吧。

很多人有說話說到一半「**聲音會沙啞**」的煩惱，尤其是男性。想必各位讀者都察覺到了，**「聲音」與「吞嚥」有密切的關係**，所以，煩惱聲音會沙啞的人，最好稍微懷疑自己是不是得到了誤嚥性肺炎。

也有這樣的例子。

六十幾歲的青山先生（假名），有聲音沙啞的煩惱，來院就診。他說他的狀態是：「動了胸部手術後，聲音變得沙啞，幾乎發不出來。所以不能講電話，喝水時也會嗆到。」

我用內視鏡診察他的聲帶，發現左右聲帶中的其中一邊不會動。所以，發出聲音時，那裡會形成縫隙，聲音就沙啞了。

立刻為他做聲帶手術後，可以發出聲音了，當然也能講電話了。更重要的是，**喝飲料也不會嗆到了**。

像這樣，由聲音發現喉嚨異常的案例非常多。可見，「聲音」與「吞嚥能力」之間的關係多麼密不可分。

維持吞嚥能力的意外方法，就是走路等全身運動

到此為止已經說明，為了維持吞嚥能力，務必做到保護並提升「嚥下」、「呼吸」、「發聲」三種喉嚨機能。

其實，要維持吞嚥能力，還有一種機能絕不能衰退。

那就是「**體力**」。

吞嚥能力與全身體力相關。

也就是說，體力衰退，吞嚥能力也會馬上跟著衰退。尤其是邁入高齡後，若是因生病或受傷長期臥床，體力衰退，嚥下機能就會漸漸跟著往下滑。

有個基準可以檢測自己的體力，那就是「**握力**」。

我請八十歲前後的人協助，把他們分成會誤嚥組與不會誤嚥組做

調查（請參照下圖），結果「會誤嚥組」的**握力明顯較差**。

所以，我們平時就要非常注意不要讓體力衰退。

不過，並不需要特別的運動，請不必擔心。

要防止體力衰退，最重要的就是確實照顧好每天的飲食、睡眠、運動等自然行為。

一天要吃三餐，充分攝取均衡的營養；整天都要精力充沛地行動，活動筋骨；晚上要熟睡，消除疲勞，這些都是自不待言的事。請堅守這樣的

握力與吞嚥能力的關係（八十歲世代）

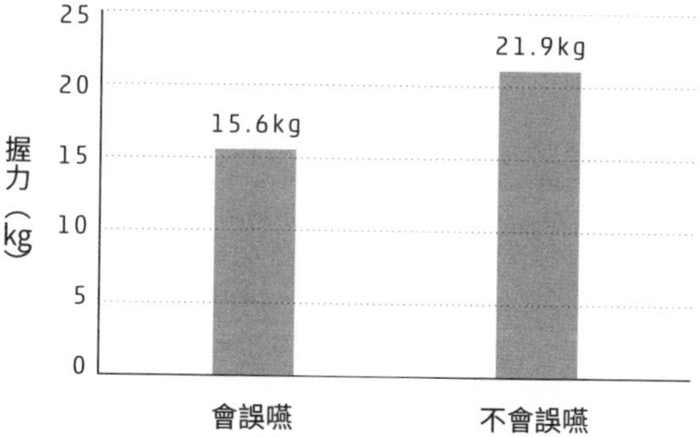

握力是全身體力的指標之一。會誤嚥的人，往往有體力低下的傾向（中山書店《嚥下醫學：二〇一四改》）。

「基本」，依循規律的步調度過每一天。

八十五頁的圖表，是文部科學省公布的世代別握力平均值。擔心全身體力衰退的人，可以參照下一頁的圖表，測測看自己是比同世代的平均值高還是低。

另外，為了長久保持體力，我希望各位可以養成「適度運動」的習慣。

最適合用來維持並提升吞嚥能力的是**有氧運動**，譬如走路、慢跑、游泳、韻律操等，邊吸入氧氣邊做的運動。這些有氧運動是動用到整個身軀的全身運動，可以平均地使用身體各部分的肌肉，促進身體的血液循環和代謝。此外，也有提升呼吸機能與肺活量的效果，所以養成習慣持之以恆，就能維持嚥下機能。

其中我最推薦的還是**走路**。

世代別的「握力」平均值

年齡	男性的平均值	女性的平均值
20-24歲	46.33kg	27.79kg
25-29歲	46.89kg	28.27kg
30-34歲	47.03kg	28.77kg
35-39歲	47.16kg	29.34kg
40-44歲	46.95kg	29.35kg
40-49歲	46.51kg	29.31kg
50-54歲	45.68kg	28.17kg
55-59歲	44.69kg	27.41kg
60-64歲	42.85kg	26.31kg
65-69歲	39.98kg	25.20kg
70-74歲	37.36kg	23.82kg
75-79歲	35.07kg	22.49kg

摘自日本文部科學省「平成二十七年度（二〇一五年）體力、運動能力調查」

光是走路，隨時隨地都可以簡單做到，應該很容易養成習慣持之以恆。可以決定個人的規則，譬如「一天沿著河岸道路走三十分鐘」、「每天早上在公園散步二十分鐘」，不過，我還是建議盡可能在日常生活的延伸中**培養認真走路的習慣**。

譬如，買東西時走到比較遠的超市、去提款時走到ATM、吃飯時走到比較遠的餐廳等等，在有事或有必要出門時，盡可能靠自己的兩隻腳行進。

還有，要維持體力，當然是稍微流點汗的快步走最好，但絕對不要過度，**最重要的是持之以恆**。適合自己的步調就行了，所以，請優先做到在日常生活中不會中斷「走」這個運動。

總而言之，各位，吃東西與吞嚥都需要體力。若是老了以後還想繼續正常地吃東西，就不能讓體力衰弱，請務必持續走路等運動來維持體力。然後，努力活動全身，維持吞嚥能力吧。

鍛鍊吞嚥能力就能延長十年的壽命！

截至目前，我診察過一萬多名吞嚥能力衰退的患者。其中有不少患者透過吞嚥能力訓練，成功恢復了嚥下機能。

譬如，小林小姐（假名）就是典型的案例。小林小姐腳骨折，住進了綜合醫院。因為不能走路，體力急速下降，入院中重複發生兩次誤嚥性肺炎，出院後立刻來掛我的門診。

因為她的喉結位置已經下降，所以，我請她做我在第三章介紹的「謝克氏訓練法（Shaker Training）」及吹吹捲的體操。持續兩個月後，**喉結位置逐漸上升**，哽嗆減少了，人就慢慢健康起來了。

除了小林小姐外，其中也有不少案例，是從「這樣下去遲早會死於誤嚥性肺炎」的狀態，再回復到可以正常吃飯吞嚥。還有不少人，

因為嚥下機能恢復而得以長命百歲。這些人是在生命垂危的狀態下，靠恢復喉嚨機能挽回了性命，也就是「延長了壽命」。

某位八十多歲的患者，有腦中風的病例，來我門診的前一年間，整整瘦了十公斤，明顯營養不良，衰弱到可以說是「風中殘燭」。詢問後才知道，他在綜合醫院**輾轉看過腦外科、內科、消化系統科，卻找不出任何原因。**他在用餐時，「會咳出痰來，沒辦法吃東西」，非常困擾，所以來我這裡就診。

於是，我請這位患者養成我前面所說的強化「吞嚥能力」的習慣，結果得到驚人的效果。

一個月後，他的體重開始恢復，健康狀態也快速好轉。

後來，**他從「風中殘燭」的狀態又多活了十年，健康地活到了九十多歲**，度過了健康長壽的生涯。

我診療過的這些患者，大多是七、八十歲世代的高齡者。患者中也有體力已經大幅衰退到快要臥床不起了，所以雖不能說是全部，但只要是體力還剩某種程度的人，積極採行「強化吞嚥能力的訓練」，即使七、八十歲，**也能再延長幾年的壽命**。

但是，我認為及早開始「強化吞嚥能力的訓練」，還可以更加延長壽命。

或許可以說，從四、五、六十歲世代開始訓練，就能延長十年的壽命。

如前章所述，喉嚨從四十歲世代就開始下降了。到了五、六十歲世代，就慢慢出現「吞嚥能力下降的警訊」。若是能夠從「吞嚥能力好像下降了」的階段開始訓練，喉嚨的機能大多不會繼續下降，即使邁入高齡也能徹底保住喉嚨的機能。

像這樣及早加強喉嚨的能力，應該可以確實延長壽命。及早加強的人，跟完全不加強的人，**壽命一定會相差懸殊**。說不定不只十年，而是更大的差距。

如前所述，喉嚨具有人類為了生存絕不能欠缺的機能。喉嚨可以正常且穩定地發揮「嚥下」、「呼吸」、「發聲」的功能，我們才能進行每天的生命活動，延長我們的人生。

所以，各位，請及早鍛鍊喉嚨。藉由我在下一章介紹的訓練，積極強化吞嚥能力，盡可能長久維持「人類為了生存不可欠缺的機能」吧。

第三章

提升吞嚥能力的八項「喉嚨體操」

從八項選單中選三項開始訓練吧！

在這一章，將具體介紹強化「吞嚥能力」的訓練方法。

強化吞嚥能力的訓練，有以下三大砥柱。

喉嚨肌肉訓練——強化吞嚥能力的關鍵，在於鍛鍊使喉嚨上下移動的喉頭上舉肌群。喉嚨的肌肉訓練，是以鍛鍊此喉頭上舉肌等肌肉為目標的肌力訓練。

呼吸訓練——想要維持吞嚥能力，就不能讓呼吸機能衰退。呼吸訓練是用來維持並提升呼吸機能的訓練。

發聲訓練——嚥下與發聲幾乎是使用相同的肌肉。所以，清楚地唱歌或發聲，可以強化吞嚥能力。發聲訓練的目的在於發出聲音以提升吞嚥機能。

接下來，將分別介紹各個砥柱的訓練項目。在這之前，要先列舉幾條注意事項。

我要介紹的訓練項目，總共有八個，難度都不高。設定這樣的低難度，是為了讓高齡者也可以毫不費力地做到。

難度這麼低，或許無法滿足四、五、六十歲世代的人。但是，請千萬不要小看這些項目，要每天持續做下去。

訓練這種事，原本就是**長久持續低難度的項目**，越容易達到好的效果。肌肉的訓練的結果，往往是「儘管項目簡單到感覺太過輕鬆，但每天不懈怠地持續做下來，竟在不知不覺中鍛鍊出來了」。喉嚨的訓練也一樣，長久不懈怠地持續簡單的項目，更能確實維持並提升吞嚥能力。

所以，不要因為可以輕鬆做到就小看這個訓練，請養成每天做的習慣。現在認真地做輕鬆的訓練，經過十年、二十年，當各位邁入高齡時，一定可以得到「永不衰老的吞嚥能力」的回報。

八個項目如下。

〔喉嚨肌肉訓練〕

項目1　咕嘟訓練

項目2「謝克氏訓練法（Shaker Training）」

〔呼吸訓練〕

項目3　寶特瓶體操

項目4　吹氣球與吹吹捲

項目5　吹箭

項目6　嘶嘴呼吸

〔發聲訓練〕

項目7　飆高音唱卡拉OK

項目8　喉結挺舉

並不是八項都必須做。

首先，請從〔喉嚨肌肉訓練〕的項目**1〜2選出一項**來做。

同樣，從〔呼吸訓練〕的項目**3〜6選出一項**來做。

然後，從〔發聲訓練〕的項目**7〜8選出一項**。

基本上，就是「從八個項目中選出三項來做」。各自選擇適合自己的項目就行了。當然，不必一直做「同樣的三項」，可以偶爾變換其他項目，每週安排不同的組合，輪流做做看。這樣就不會厭倦，可以開開心心地持續做訓練。

可能的話，每天都要做選出來的三項。

可以在自己決定的時間內，同時做完三項，也可以分成早、午、晚各做一項，效果都一樣。

不過，各位每天都忙於家事、工作、私事，可能會有很多人最後變成三天打魚兩天曬網，這樣的人只要每天做「項目1」的「咕嘟訓練」就OK了。這一項約五分鐘就可以做完，所以，利用電視節目的小空檔，**持續一天做五分鐘吧**。

身體不舒服的日子，不做也沒關係。忙得不可開交的日子，或是去旅行必須外宿的日子，也可以跳過不做。偶爾休息也沒關係，但之後一定要再做訓練。

總之，持之以恆最重要。須知「持續訓練可保將來健康長壽」，千萬不要讓習慣半途而廢。

接下來，我將依序說明訓練項目。

喉嚨肌肉訓練
項目 1

強化吞嚥能力的基礎運動
咕嘟訓練

首先來說明「**咕嘟訓練**」。

這是強化吞嚥能力的最基本的訓練。

咕嘟訓練由刺激喉嚨的各種伸展運動與體操組合而成，做這些動作，就能**全面性提升吞嚥能力**。

活動喉嚨的肌肉、脖子的肌肉、臉頰、舌頭等各個與吞嚥相關的部位，做伸展運動，使各個部位的動作更加靈活，進行整體性的吞嚥運動。

在一連串的順序中，最主要的是①的「**嚥下額頭體操**」與②的

「**下巴抬舉體操**」。這兩項都是「喉嚨肌肉的訓練」，可以直接鍛鍊「使喉嚨上下移動的肌肉（喉頭上舉肌）」。

靠手與額頭、手與下巴相互推擠，對喉嚨周圍施力，就能鍛鍊喉頭上舉肌。

這個訓練看起來簡單，但每天反覆訓練，就能確實鍛鍊喉嚨肌肉，所以請確實做到，不要偷懶敷衍。那麼，讓我們依序挑戰看看吧！

①做「嘸下額頭體操」

這是把「手根部」貼放在額頭上，做手與額頭**相互推擠**的體操。頭部的動作是以看著肚臍的姿態用力往下壓，手根部的動作是用力往上推，以不輸給頭部的力量把額頭推回去。「手掌」無法使出全力，所以原則是靠「手根部」相互推擠。

維持相互推擠的狀態五秒鐘。重複這個動作五到十次。

做這個「**嘸下額頭體操**」，在用力相互推擠時，最好能感覺到力量落在**喉結**附近。這樣持之以恆，就能鍛鍊到**喉結**的肌肉。如果能邊看電視邊做，或是入浴時找到時間就做，那就更好了。

嚥下額頭體操

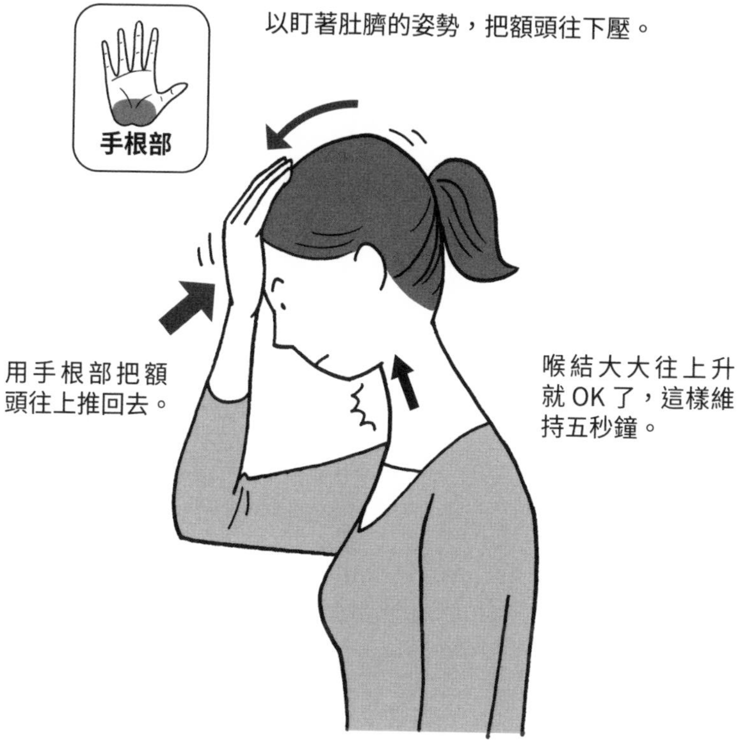
手根部
以盯著肚臍的姿勢，把額頭往下壓。
用手根部把額
頭往上推回去。
喉結大大往上升
就 OK 了，這樣維
持五秒鐘。

每次用餐前或空檔時間做五到十次。

②做「**下巴抬舉體操**」

這是把雙手拇指貼放在下巴上，**相互推擠**的體操。頭部的動作是收下巴，把臉朝下往下使力。手部的動作是靠拇指使力，把下巴往上推回去。

與上一頁的「嚥下額頭體操」一樣，維持相互推擠的狀態五秒鐘，重複做五到十次。訣竅是在強力相互推擠時，力量要落在**喉結**周邊。每天重複做，就能鍛鍊到使**喉結**上下移動的肌肉。稍有空檔時，就趁隙做做吧。

下巴抬舉體操（頸部等尺性收縮技法）

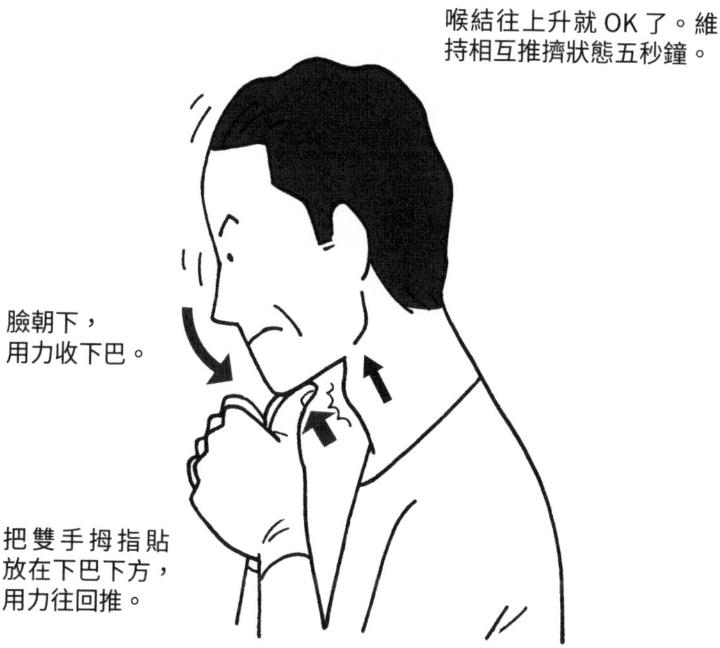

喉結往上升就 OK 了。維
持相互推擠狀態五秒鐘。
臉朝下，
用力收下巴。
把雙手拇指貼
放在下巴下方，
用力往回推。

每次用餐前或空檔時間做五到十次。

③做喉嚨E體操

就像拉長聲音，「咿～」地唸出英文字母「E」那樣，把嘴巴橫向拉開。使勁咬緊臼齒五秒鐘，讓**喉嚨的肌肉緊繃**。

不用發出聲音，但為了比較容易做到，也可以發出「咿～」的聲音。邊有意識地抬起喉結，邊做五到十次。這樣可以全面鍛鍊到喉頭上舉肌群。

建議在做②「下巴抬舉體操」時，同時做這個「喉嚨E體操」。不但有淡化脖子皺紋的效果，臉也可能會變小。

喉嚨E體操

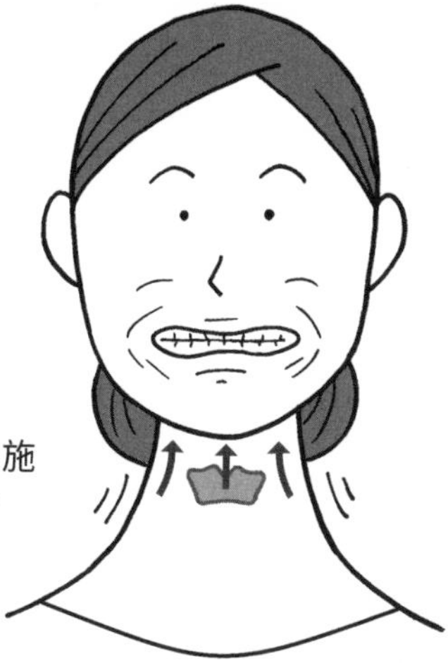
咿～
把嘴巴橫向擴張，
用力唸出「咿～」。
維持對喉結周邊施
力的狀態五秒鐘。

每次用餐前或空檔時間做五到十次。

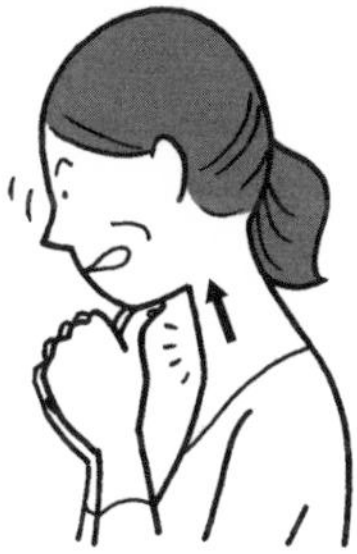
咿～
與一〇二頁的「下巴抬舉
體操」同時做，更能有效
地鍛鍊喉頭上舉肌群。

④以「Think Swallow」做「空嚥」

接下來是「**空嚥**」。所謂空嚥，是指吞口水。

這時候要「Think Swallow」，也就是盡量把意識集中在可以吞口水這件事上面。邊想著接連做咕嘟訓練「可更加鍛鍊吞嚥能力」，邊慢慢地吞二到三次。

⑤做深呼吸

從嘴巴長長地、慢慢地吐氣。吐完後，從鼻子吸氣。訣竅是盡可能慢慢地、深深地呼吸。重複做二到三次。

⑥脖子往左右傾倒

這是脖子的伸展運動。慢慢將脖子往兩側傾倒，傾倒到不能再傾倒時，**靜止一秒鐘**。**左右重複這個動作二到三次**。

⑦大大轉動脖子

大大轉動脖子，放鬆脖子的肌肉。向左轉、向右轉都**各重複二到三次**。脖子四周的肌肉僵硬，抬起喉結的肌肉也會不靈活。所以，為了改善喉結的靈活度，也必須徹底放鬆脖子四周的肌肉。

⑧做「吐舌頭體操」

繼嘴巴之後，是舌頭的體操。首先，張開嘴巴，用力把舌頭吐出來。然後，依「**上**」、「**下**」、「**左**」、「**右**」的順序轉動舌頭。轉到每一個方向，都把吐出來的舌頭彎曲到不能再彎曲。這樣重複**二到三次**。

⑨做挺胸抬手體操

雙手在背後交握，邊挺胸邊慢慢抬起雙手（左圖）。要領是抬起頭，讓背部的肩胛骨緊緊靠近，身體盡可能向後仰。當雙手抬高到不能再高時，靜止十秒鐘。這樣重複二到三次。做這個「挺胸抬手運動」，可以放鬆脖子、肩膀、背部的肌肉，同時擴胸改善呼吸機能。

⑩做深呼吸

最後再做一次**深呼吸**。跟⑤一樣，從嘴巴慢慢吐氣，再從鼻子慢慢吸氣。重複**二到三次**深呼吸後，以上的咕嘟吞嚥訓練就完成了。

我建議邁入高齡後嚥下機能極度衰退的人，**在每次用餐前**，完整地做完一個循環①到⑩。在用餐前做，可有效放鬆喉嚨、嘴巴、舌頭，更不容易誤嚥。而且，一天做三個循環①到⑩，也能挽救極度衰退的吞嚥能力，達到恢復嚥下機能的效果。

挺胸抬手體操

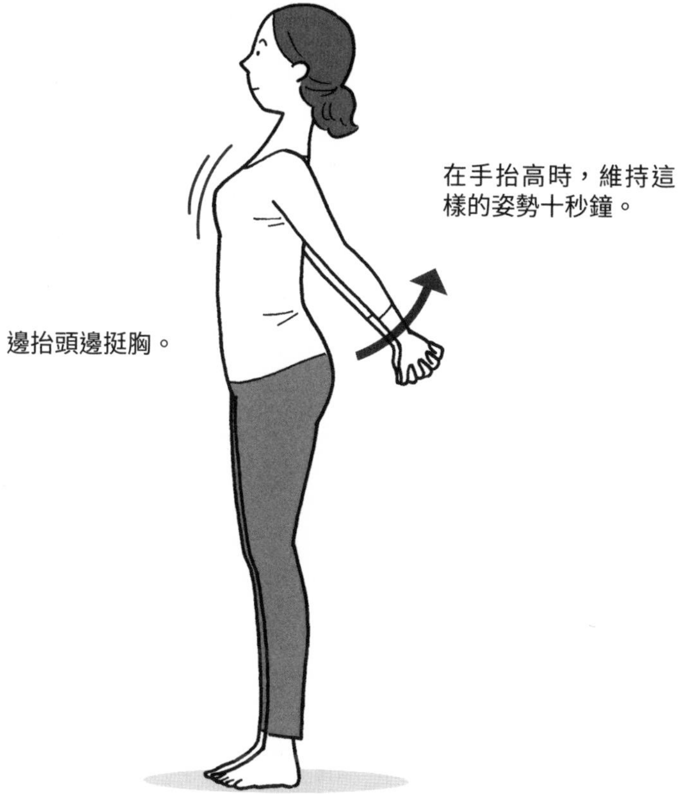
在手抬高時，維持這
樣的姿勢十秒鐘。
邊抬頭邊挺胸。

做二到三次。

此外，我也建議嚥下機能尚未衰退的**四十到六十歲世代**的人，養成**一天做一個循環**的習慣，不論白天或晚上做都可以。這個世代的人，要忙工作、忙家事，很難在每餐之前都做，所以一天做一個循環就行了。

如果這樣也有困難，只從①「嚥下額頭體操」做到④「空嚥」也沒關係。這樣**只花二到三分鐘**就能做完。即使一天只做二到三分鐘，只要每天不懈怠地累積訓練，總有一天會成為龐大的力量，足以防止吞嚥能力下降。

喉嚨肌肉訓練
項目2

最簡單的強化喉嚨肌肉的運動

謝克氏訓練法

喉嚨肌肉訓練的第二項是「**謝克氏訓練法（Shaker Training）**」。

這是美國謝克氏醫師想出來的訓練方法，世界各國的醫療機構都採用這個訓練方法來鍛鍊肌肉。訓練效果已獲得證實，可以說是「**常規項目**」。

做法很簡單。首先，不要用棉被或墊子當枕頭，直接仰躺。然後，在雙肩著地的狀態下，緩緩抬起頭看著自己的腳尖。在頭抬到最高時，以這樣的姿勢**靜止三十秒到一分鐘**。然後，慢慢把頭放下。這樣重複五到十次。

謝克氏訓練法

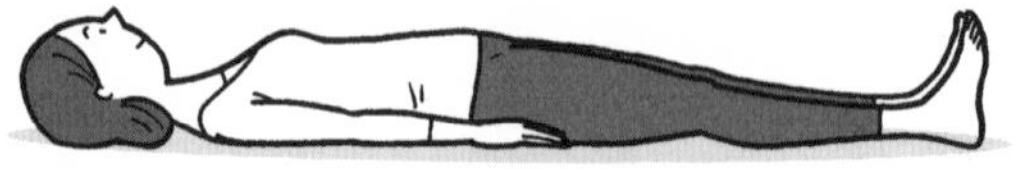

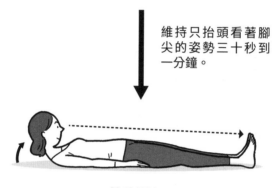

在全身放鬆的輕鬆狀態下仰躺。

維持只抬頭看著腳尖的姿勢三十秒到一分鐘。

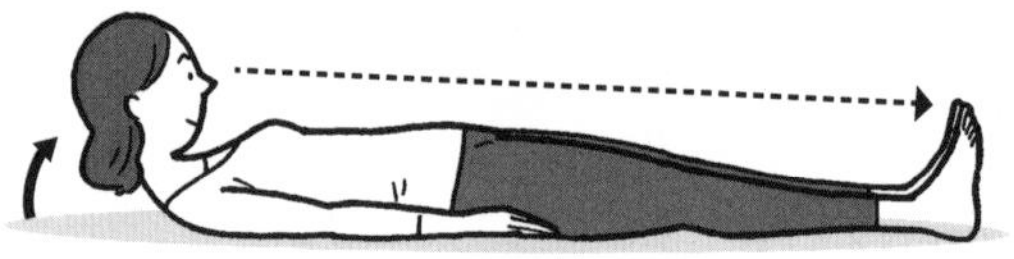

雙肩著地。

一個循環約做五到十次，一天做二到三個循環。

★警語★
有頸椎症等脖子疾病的人、有高血壓疾病的人不可以做。

做這個訓練時，會對脖子、喉嚨的肌肉全面性施力，**可以鍛鍊使喉結上下移動的喉頭上舉肌群**。乍看，只是躺著把頭抬起放下而已，但實際試做，可能有人會覺得持續抬頭三十秒到一分鐘很吃力。如果覺得吃力，就從縮短時間、減少次數開始。譬如，從「十秒鐘做二到三次」開始，習慣後再逐漸增加次數。能一天做三個循環最好，但一天能躺下來的機會可能不多。首先，請養成在起床後、就寢前，一天做兩個循環的習慣。

而且，跟項目1的「咕嘟訓練」一起做，更能提升肌肉訓練的效果。這兩種「喉嚨肌肉訓練」，都是加強吞嚥能力的基本訓練。兩種都做當然最好，不能的話，至少每天也要做一種。

不過，**有頸椎症、頸部鞭打症（Whiplash）等脖子疾病的人，以及有高血壓疾病的人，不可以做謝克氏訓練**。這些人徹底做到項目1的「①嚥下額頭體操」就行了。

呼吸訓練
項目3

寶特瓶體操

膨脹、收縮提升肺活量

接下來是呼吸訓練。

寶特瓶體操是讓空的寶特瓶膨脹、收縮，以鍛鍊肺活量的訓練。首先，把寶特瓶含在嘴裡，用力吸氣，直到寶特瓶收縮扁下來為止。然後，再用力吐氣，直到寶特瓶膨脹起來為止。訣竅是吸的時候要吸到肚子受不了為止，吐氣的時候要吐到把肺部所有空氣都清空。

請重複做五次左右。

做寶特瓶訓練時，必須選擇適合自己的肺活量水準的寶特瓶。選擇重點在於**寶特瓶的材質與容量**。喉嚨機能或呼吸機能已經極度衰退的人或高齡者，可以從使用**軟材質**做成的五百毫升的礦泉水寶特瓶開始。即使是肺活量已極度下降的人，使用這麼軟的材質與小容量，應該也能輕鬆做到。

習慣後，再開始挑戰「硬材質的五百毫升寶特瓶」、「軟材質的一公升寶特瓶」，慢慢提高難度。

難度最高的是「硬材質的一點五公升到兩公升寶特瓶」。肺活量尚未衰退的人，大有可能讓這樣的寶特瓶膨脹、收縮。

做寶特瓶體操，能簡單又有效地鍛鍊肺活量。**而肺活量的訓練，能夠切實維持並提升嚥下機能**。請養成每天做的習慣，積極強化呼吸機能與嚥下機能。

呼吸訓練

項目4

吹氣球與吹吹捲

維持可以稍微吹脹的肺活量

我想大家都有經驗，知道吹氣球比想像中需要肺活量。尤其是硬塑膠做成的氣球，剛開始要吹到某個程度時，會吹得非常費力。

想永遠保有健健康康的呼吸機能與嚥下機能，起碼要維持可以輕鬆地把氣球吹起來的肺活量。**能不能把氣球順暢地吹起來，是維持吞嚥能力的標準之一。**

平時定期吹氣球當成訓練，就能維持肺活量。及早養成習慣，一直持續到邁入高齡，起碼可以維持「還能吹起氣球的肺活量」。

去三十九元店就能便宜買到很多氣球。而且，一個氣球可以重複使用很多次。所以，請擬定自己的訓練規則進行「吹氣球訓練」，譬

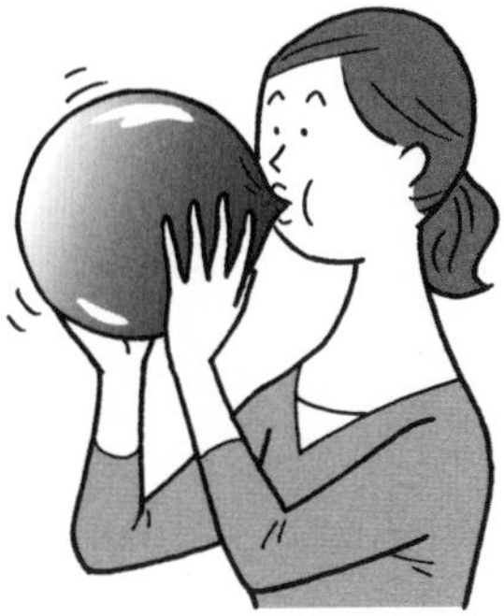

吹「氣球」是非常好的呼吸訓練，既便宜又可以輕鬆、快樂地做到。

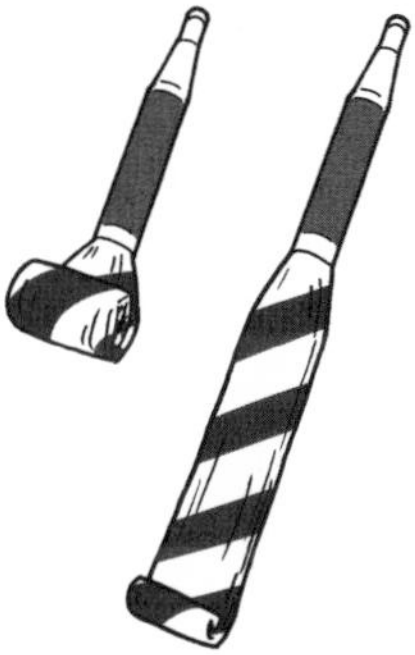

光靠吹「吹吹捲」也能挽回呼吸機能。

如，先從「一天吹一次」開始，然後「一週內一次連吹三個氣球」、「把基準設定為一個月十次」。

如果肺活量已經衰退到「連氣球都吹不起來」，可以吹「**吹吹捲**」。

吹吹捲是在廟會的攤位很常見的玩具（以前會發出「嗶」的聲音），現在在三十九元店也可以輕易買到。

吹吹捲跟氣球不一樣，輕輕一吹就會展開了。尤其當呼吸機能或嚥下機能嚴重衰退時，光吹「吹吹捲」，**就能恢復「正常吐氣」的機能**，對防止誤嚥絕對有幫助。

呼吸訓練

項目5

吹箭

快樂地訓練呼吸機能

最近似乎很流行「吹箭運動」。

這是靠吹氣把箭吹到距離五到十公尺的靶子上，比賽誰得分最高的運動。這種運動全靠肺活量，所以當成興趣或學習目標，不但能鍛鍊呼吸機能，對維持嚥下機能也有幫助。

這個吹箭運動，高齡者也能參與，跟同伴一起快樂地提升肺活量。最近，在日本全國各地的文化中心，都增加了學習的教室，有興趣的人不妨試試。

不去那種教室，也可以照自己的方法玩玩看。吹箭只要有筒子、有箭、有靶子，任誰都可以馬上開始玩。這些用具在網路、體育用品店都買得到，所以，可以買回來在自己家裡挑戰，每天累積訓練成果。

這種非常簡單的吹箭，也可以**自己做**。

把保鮮膜的紙捲當成筒子，再把報紙揉成一團，纏上膠帶，增強硬度後當成箭。什麼東西都可以用來當靶子，譬如寶特瓶或立起來的雜誌。使用做好的東西，用力吐氣，把箭從筒子吹出來，享受能不能擊中靶子的樂趣。跟家人比賽誰能吹得比較遠也不錯，不一定要射擊靶子。高齡者若是有孫子，也可以跟孫子比賽。

在坐輪椅的狀態下、或是在床上坐起上半身的狀態下，也都可以玩這個「手做的吹箭」。所以，我也建議手腳、腰部虛弱或體力虛弱而擔心誤嚥的人，把吹箭當成訓練，挽回呼吸或嚥下能力。

各位也不妨把「吹箭」當成呼吸訓練兼嚥下訓練的娛樂，試著

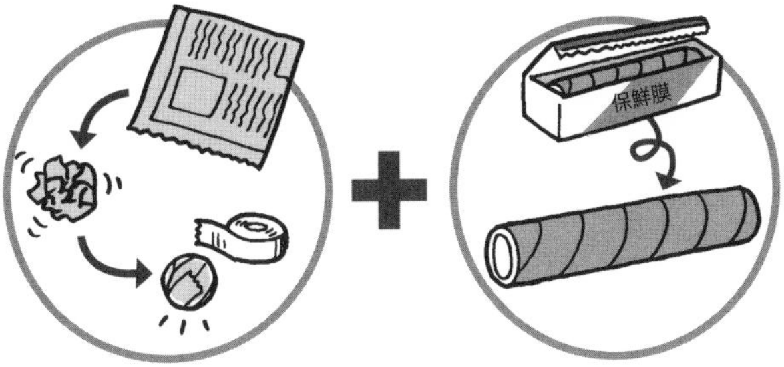
保鮮膜

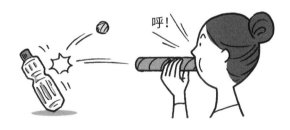

呼！

做做看。不過，**請千萬自行負責安全，確認四周有沒有人，不要有人受傷**。

除了吹箭外，我也建議用小號等吹奏樂器做呼吸訓練。若是可以進步到演奏音樂，說不定就能開開心心地長久持續下去。

呼吸訓練
項目 6

不論何時何地都能做的呼吸訓練

噘嘴呼吸

要長久維持吞嚥能力，平時呼吸的「深度」是重要關鍵。淺呼吸會不停地吸氣、吐氣，連用餐時都會無意識地吸氣，增加誤嚥的風險。所以，想保有年老後也不會誤嚥的吞嚥能力，就要從平時養成盡量深呼吸的習慣。

養成深呼吸習慣的常規訓練就是「**噘嘴呼吸**」。或許各位都知道了，但我還是在此大致說明噘嘴呼吸的做法。

①輕輕噘起嘴巴，緩緩吐氣，直到把肺裡所有的氣吐光為止。而且，吐氣時注意肚子要慢慢往內縮。

②接著用鼻子深深吸氣，這時注意肚子要鼓脹起來。

③再把嘴巴噘起來吐氣。這次吐氣的時間要比吸氣時長兩倍，慢慢地、長長地把氣吐出來。

接下來只要重複①到③就行了。剛開始還不習慣時，可以把手放在肚子上，邊確認肚子的動態邊做。當成日常動作，便能漸漸養成深呼吸的習慣。

總之，噘嘴呼吸隨時隨地都能做，所以，請巧妙地融入日常生活中，積極勤奮地做。可以配合自己的生活形態養成習慣，譬如，在早上洗完臉後一定做一到二分鐘，或在等電車時做、在公司開始工作前做。

另外，第一一四到一二四頁介紹的〔呼吸訓練〕項目**3到6**，有心臟疾病的人，血壓會出現變化。所以，在做前請先徵詢主治醫師的意見。

發聲訓練

項目 7

對喜歡唱歌的人來說是一石二鳥的「喉嚨運動」

飆高音唱卡拉OK

接下來是發聲訓練。

首先來談卡拉ＯＫ。如前所述，唱卡拉ＯＫ是維持吞嚥能力非常有效的方法。清楚地發出聲音唱歌，既能鍛鍊呼吸器官，**又能非常有效地鍛鍊掌握嚥下機能關鍵的「喉結肌肉」**。

不過，只是隨便哼唱就可惜了。要掌握歌唱方式與選歌的訣竅，才能讓卡拉ＯＫ充分發揮「吞嚥能力訓練的效果」。

這個訣竅就是「**發出高音唱歌**」。

各位，請試著把手放在喉結上發出聲音。發出高音時，喉結會向上升，發出低音時，喉結會向下降。

確實做到這個上下運動，是鍛鍊喉結肌肉、喉頭上舉肌群的重點。所以，唱卡拉ＯＫ時，要盡量放聲高歌、選高音的曲子，讓喉結用力往上提、不斷上下移動。

也就是建議大家，以「高音」來唱卡拉ＯＫ。大家不妨試試積極以高音唱歌，譬如「一週一次跟朋友去卡拉ＯＫ放聲高歌」、「在洗澡時放聲高歌一曲」、「在車子裡和著音響放聲高歌」、「為了健康，在假日時放聲高歌，唱『一人卡拉ＯＫ』」。

平時以高音唱歌，位置開始下降的喉結就會隨著肌力增強而逐漸上升。這麼一來，不僅能降低誤嚥風險，也大有可能長久維持吞嚥能力直到老年。

不過，有一點要注意，就是不能唱得太過度。熬夜唱歌、每天唱歌，過度使用喉嚨，有可能會傷害喉嚨，形成卡拉ＯＫ息肉。請記得「適度唱歌」就好。

總之，做這個訓練可以開心地唱卡拉OK、唱歌會進步、又能提升喉嚨的健康，難得有這種好處多多的訓練。請大家在放聲高歌中，鍛鍊喉嚨的肌肉吧。

在此列出「用來放聲高歌的推薦曲」和歌手的名單，供大家參考。不好意思，給年輕人唱的歌比較少，大多是以懷舊為主的歌，請大家試著尋找自己喜歡的高音歌曲。

〈高級者〉

〈**大都會**〉Crystalking／開頭的高音一出來，就拍手喝采。

〈**魔法公主**〉米良美一／用高音唱可以向大家炫耀。

〈**forever love**〉XJAPAN／會唱這首歌可以獲得孩子、孫子的尊敬。

〈**櫻**〉森山直太朗／要唱出高音假音非常困難。

〈中級者〉

〈**Automatic**〉宇多田光／這首曲子的旋律變化多端，請以保持高音唱下去。

〈**確定的事**〉小田和正／OFF COURSE的歌、小田的歌，每一首都是清澈的高音，是很好的練習。

〈**CAN YOU CELEBRATE?**〉安室奈美惠／這首歌很長，用來訓練肺活量也不錯。

〈**愛的記憶**〉松崎茂／用力地唱到最後的「啊——啊啊啊——」吧。

〈初學者〉

〈**少年時代**〉井上陽水／學陽水那樣使用高音沉穩地唱出來吧。

〈**春天，來吧**〉松任谷由實／由實的歌都是高音，用來練習再好不過了。

〈輕津海峽冬景色〉石川小百合／不論低音或高音，都加入裝飾音來唱吧。

〈世界上唯一的花〉SMAP／盡量飆高音練習。

發聲訓練

項目8

可以清楚看出喉嚨上下運動的發聲法

喉結挺舉

喉結在發出高音時會上升，在發出低音時會下降。所以，交互重複發出「高音」與「低音」，喉結就會不停地上上下下移動，可以鍛鍊喉嚨的肌肉（喉頭上舉肌）。

項目8的「**喉結挺舉**」，是靠發聲練習做這種上下運動來鍛鍊喉嚨肌肉的方法。每次發聲時，**喉結上上下下的樣子，有點像在做肌肉的挺舉運動**，所以取這樣的名字。

這個「喉嚨挺舉」的內容，就是在戲劇社團常見的一般發聲練習。戲劇社團的成員，為了讓舌頭更靈活、聲音更洪亮，會大聲做發聲練習，唸出：

「喉結抬舉」示意圖

當母音是a、i、e時發出高音。
當母音是u、o時發出低音。

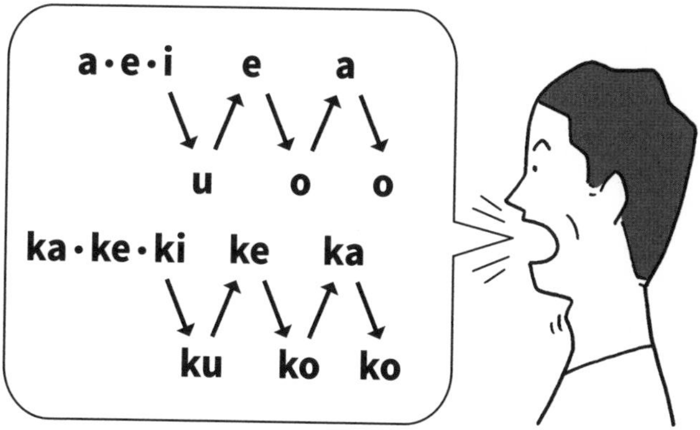

重複高音與低音，喉結就會上下移動，像是在做喉結挺舉。

「a、e、i、u、o、o、a、o」

「ka、ke、ki、ku、ke、ko、ka、ko」

總而言之，就是配合高低音來做這個練習。

亦即，在發出「a」、「i」、「e」的音時，**把聲音拉到最高**，在發出「u」、「o」的音時，**把聲音壓到最低**。依照「a（高）」→「e（高）」→「i（高）」→「u（低）」→「e（高）」→「o（低）」→「a（高）」→「o（低）」的順序發聲。

訣竅是「盡可能大聲、清楚地發音」、「盡可能加入高低落差發聲」。先用力發出低音，再用力發出高音，喉結就會很清楚地上下移動。這樣的上下運動，會帶來很好的效果。

如同平時做挺舉運動可以鍛鍊腳力、腰力那般，養成習慣做這個「喉結挺舉」，也可以有效鍛鍊喉嚨肌肉。各位，讓我們盡全力發出聲音活動喉結，以鍛鍊吞嚥能力吧。

在平時的一般生活裡，很少有機會發出「高音」。所以，唱卡拉OK也好、做發聲練習也好、做口技模仿也好，使用任何手段都行，最重要的是有意識地發出高音，讓喉結動起來，做做運動。

一石二鳥的「喉嚨運動」——來挑戰「運動發聲（Sports Voice）」吧！

到此為止，介紹了「鍛鍊吞嚥能力」的八個訓練項目。這些訓練項目，基本上都是以**在家自我照護**為前提。

但是，最近也出現了以鍛鍊吞嚥能力為目的的「訓練教室」、「訓練場」。

那就是「**運動發聲**」。

所謂運動發聲，是配合節拍強烈的音樂，邊活動身體邊發聲的訓練。就像做健身操那樣擺動身體，配合韻律，從腹部深處發出洪亮的聲音。總之，就是把「喉嚨的運動」與「身體的運動」合為一體的運動。

附帶一提，長野縣的松本市在通訊卡拉ＯＫ大型企業第一興業的贊助下，開辦命名為「運動發聲大學院」的訓練教室。以六十歲以上的高齡男性為對象，做運動發聲訓練。經過訓練，**有百分之二十一的人的咀嚼力獲得改善，有百分之六十五的人的嚥下機能（測量吞嚥唾液的次數）獲得改善**。也就是說，在提升吞嚥能力上，有了科學的印證。

而且，做這個運動發聲**也能增強體力**。健身操原本就有「提升肺活量」、「促進血液循環」、「強化下半身」、「減肥」等效果的有氧運動，所以，有興趣的人可以參加這樣的教室，跟同伴一起快樂地流汗運動，致力於吞嚥能力與體力的提升。

第四章

防止誤噞，「吃」的九條規則

「吃」這件事可以是毒藥，也可以是良藥

請各位試想看看。

用筷子夾一口飯吃，喉嚨要動幾次才能把飯吞下去呢？

以成人來說，這時通常要動五到六次喉嚨才會嚥下。

吃一碗飯，至少要用筷子夾十次，所以，光是這樣，一餐就要吞嚥五十到六十次。通常一餐會有二到三道菜，一天要吃三餐，而且人類還必須補給水分。再怎麼保守估算，我們**一天都要吞嚥大約六百次**。

身體健康時，根本不會留意吞嚥次數。

但是，請稍微停下腳步想想看。

若是各位身邊有人因為高齡而煩惱吞嚥能力，或是各位本身有喉嚨「哽嗆」或衰退的感覺，那麼，可以說**每天大約有六百次引發誤嚥的危險**。

這樣的說法或許有些誇大，但是，今後的超高齡化社會，將會邁入不得不如此小心飲食的時代。

任誰都知道，健康地從嘴巴吃進東西，是健康長壽的活力來源。對我們的身體來說，「吃」這件事是再好不過的「良藥」，所以，學會高明的用餐方法非常重要，這樣良藥才不會因誤嚥而變成「毒藥」。

為了避免哽嗆引起的誤嚥，我會在這一章告訴各位「飲食中必須注意的九條規則」。請遵守這些規則，讓每天的吞嚥成為維護身體健康的六百次吞嚥，而不是六百次誤嚥的危機。

第一條／

嚴禁「邊吃邊做其他事」，盡量把注意力集中在用餐上

如前所述，維持吞嚥能力的關鍵，在於「Think Swallow」，亦即把注意力集中在「吞嚥」的行為上。但是，在用餐中邊看電視或邊滑手機，也就是「邊吃邊做其他事」，無論如何都會分散注意力。

譬如，各位是不是曾經邊看電視的搞笑節目邊用餐，在噗哧笑出來的剎那間嗆到呢？這是因為笑的時候會不由得吸氣，**食物在那一瞬間流入氣管而引發哽嗆**。「邊吃邊做其他事」往往會導致這種狀況，提高誤嚥的可能性。

而且，國外也有研究報告指出，「『邊吃邊做其他事』會不知不覺吃太多而容易肥胖」、「『邊吃邊做其他事』會使味覺容易變得遲

鈍」。

此外，因高齡而嚥下機能極度下降的人，**最好也能避免「在用餐中交談」**。

與家人、朋友圍繞著餐桌，邊熱絡地交談邊用餐，當然是非常重要的事。但遺憾的是，不能保證不會在這種時候發生意外，譬如「笑的時候嗆到」或「正要說什麼話時被食物哽住」。

所以，有誤嚥疑慮的人，用餐時請把專心地「吃」、「咬」、「吞」的行為當成準則。然後，享受一口接一口的樂趣，細細咀嚼送進嘴裡的食物，慢慢品嘗食物的味道。

總之，生命活動的最基本就是「吃」。所以，最好不要被其他事干擾，**專心投入「只有用餐這件事的世界」**。

第二條／

喜歡超辣、喝酒的人要有節制，越喜歡的食物越要小心

經常吃刺激性強的食物，有害喉嚨的健康。尤其要小心「超辣的食物」、「熱的食物、飲料」、「高酒精濃度」等。此外，會起泡的刺激性強的碳酸飲料、咖啡及紅茶裡的咖啡因，也都不宜攝取過多。

長期食用這一類的刺激性食物，**喉嚨和氣管的黏膜會變得虛弱，因而經常發炎**。喉嚨或氣管發炎，就會喉嚨痛或咳個不停，或聲音沙啞，或飲料、食物吞嚥困難。

喜歡喝酒的患者，往往會在晚上小酌的最後，出現哽嗆的情形。酒的後勁發作後，神經系統的傳達就會越來越慢，所以，飲酒過量會

增加引發誤嚥或肺炎的可能性。所以，喝酒千萬要節制。

偶爾，會聽到有人氣勢昂揚地說：「吃喜歡的東西不可能嗆到！」不，絕對沒有這種事。再怎麼喜歡吃鰻魚，會嗆到時還是會嗆到。嚥下反應不會因為對鰻魚的好惡而改變。反倒是吃喜歡的東西時，經常會急著吃，忘了要細嚼慢嚥，或是吃太多，所以要更小心吞嚥。

吃喜歡的東西就不容易誤嚥的說法，不過是迷信，所以，再怎麼喜歡，也不要吃太多自己不方便吞嚥的東西。

第三條／「從湯湯水水的東西開始吃」非常危險，不容易嗆到的飲食代表是「中華料理」

根據一般的飲食習慣，面對擺在眼前的料理，大多數的人會從「湯湯水水的東西」吃起。若是日式料理，就先喝味噌湯再開始吃，若是西洋料理，也是先喝口湯再開始吃……

但是，從防止誤嚥或哽到、嗆到的角度來看，**先吃液體的東西並不好**。老實說，嘩啦嘩啦的液體具有容易哽到、嗆到的特徵。液體通過喉嚨的速度很快，所以很容易誤入不對的入口。各位或許覺得意外，**但液體的確是最容易誤嚥的食物形態**。

那麼，怎麼樣的食物最好吞嚥（不會誤嚥）呢？

判別基準就在於是否滿足左邊的三個條件（詳見次項）。

①軟嫩（硬度）

②凝聚（凝結性）

③不黏（附著性）

「**中華料理**」完全符合這些條件。

就整體而言，中華料理大多是燉煮到**軟嫩**的菜，或是**濃稠**的「勾芡」菜，很容易通過喉嚨，所以推薦給在吞嚥上有疑慮的人。在調味上用點心，不要太鹹，就可以吃很久都不會膩。至於日式料理，選擇糊狀的燉煮菜也不錯。

總之，用餐時不要先吃「湯湯水水的東西」，要養成先吃「有濃稠度，**會緩緩經過喉嚨的東西**」的習慣。這是防止誤嚥的基本用餐知識，請大家一定要記住。

（請參照橫濱吞嚥障礙病例檢討會官網）

第四條／

請記住容易嗆到、容易哽在喉嚨的六個關鍵字

如前項所述，容易吞嚥的食物的條件，以具有適當的濃稠度和黏度、易凝聚、不會沾住或黏住、軟嫩多變能順暢地通過喉嚨的東西最為理想。

反言之，**湯湯水水的液體、容易散開的食物、在喉嚨裡容易沾黏或貼住的食物**，最好是小心為上。

不易凝聚的食物會散開來，很容易進入氣管（**凝結性**）。像麻糬那麼黏的東西，就容易沾黏，有引發窒息意外的危險（**附著性**）。也有案例顯示，沾貼在嘴巴上或喉嚨裡面的食物，後來會溶入唾液裡產

生誤嚥。此外，像高野豆腐那樣，一咬就會滲出水分的食物，也有很高的誤嚥風險。

我認為針對以下的食物，必須特別小心不要嗆到或哽住喉嚨。

湯湯水水↓容易嗆到……水、茶、果汁、咖啡、味噌湯等
彈Q彈Q↓容易哽到……丸子、荻餅、紅豆飯等
糊糊稠稠↓容易沾黏……麻糬、攪拌過的粥等
零零散散↓容易散開……米粒、肉鬆、魚板等
酥酥脆脆↓容易沾貼……海苔、裙帶菜、青菜類
鬆鬆軟軟↓容易塞住……麵包、蛋糕、薯類

取每個詞的頭一個字，就是「湯、彈、糊、零、酥、鬆」。

把這六個字當成關鍵字來選擇食物，注意不要嗆到、不要哽住喉嚨就行了。

除了「湯、彈、糊、零、酥、鬆」這六個字之外，還有必須注意的食物。譬如，花枝、章魚、干貝等難咬斷的食物，若咀嚼不充分就吞下去，會有哽在喉嚨裡的危險（**硬度**）。此外，一般被稱為「蒟蒻果凍」的食品，很容易還來不及咬就滑進喉嚨裡面，是眾所皆知的高風險食品，很可能哽在喉嚨。

位於喉嚨裡面的聲帶，成人的直徑約莫兩公分，大概是**拇指的粗細**。想也知道，果凍整顆不咬吞進去，很可能哽在喉嚨。

把食物切碎的「碎食」，也是眾所皆知的針對高齡者的食物形態。「碎食」是把硬的東西、軟的東西通通切碎，切成一樣的大小，的確是很適合用來輔助咀嚼機能的食物形態。但是，凝結性差，不易凝聚，也可以說是**容易散開的食物形態**。當嚥下機能低下時，容易部分殘留在喉嚨裡，增加誤嚥的風險，所以不適合吞嚥能力不好的人。

附帶一提，「醋物」、「醋漬魚」等加了醋的東西，也是眾所皆知容易哽嗆的東西。很多人一放進嘴裡，就會嗆到咳個不停。醋裡的醋酸含有高揮發性成分，入侵喉頭就會刺激喉嚨內部，因此產生**反射性的哽嗆**。

尤其要小心加了醋的「吸食類」料理，譬如涼粉、中華冷麵、加醋的拉麵等等。**在吸食的時候，醋會進入氣管**，更容易嗆到。在吃這些東西時，請務必細嚼慢嚥，小心不要嗆到。

誤嚥及窒息意外，大多發生在一時的大意或疏忽的時候。嚥下機能開始下降的人，一定要多注意放進嘴裡的東西。

（請參照橫濱吞嚥障礙病例檢討會官網）

第五條／

請不要一次「大口」吃，在三十分鐘內吃完

一般而言，日本成人的「一口量」，大約十五到二十毫升。這個量約莫一大匙。不下廚的人，想像咖哩湯匙就容易了解了。當然，不是想像舀滿尖尖高高的一湯匙食物。

以超過這一口的量，也就是以所謂的「大口」吃東西，會跟不上自己的嚥下處理能力，增加誤嚥的危險。因此，為了避免得到肺炎，吃飯時要注意維持**比一匙咖哩湯匙更少的「一口量」**。

附帶一提，已經出現吞嚥障礙的人，理想的一口量大約是**一茶匙**

（三毫升）。

但是，健康的人以這樣的「一口量」吃飯，恐怕要花很多時間才能吃完一餐。根據橫濱吞嚥障礙病例檢討會的研究，不要吃太快，也不要吃太慢，一餐吃**三十分鐘**左右恰恰好。

結論是**適當的用餐時間在三十分鐘**以內，花更久的時間吃飯會累，反而可能誤嚥，導致反效果。

總而言之，健康的人把稍微少於一匙咖哩湯匙的量當成「一口」，在三十分鐘內吃完飯，就能大大降低誤嚥的風險。請各位把這個量當成用餐時的基準。

第六條／

「多咬幾下就不會嗆到」是錯的，應該適度地咬再吞嚥

從小，我們就被教導「吃東西要多咬幾下」。

沒錯，多咬幾下，把食物咬成容易吞嚥的形態，是正確的想法。沒咬幾下就一大團吞下去，會有窒息的危險。

但是，**咬越多下越好嗎？答案是NO**。

經過咀嚼的食物，會先滯留在喉嚨裡面。然後，產生嚥下反射，再咕嘟吞下去。重點是，此時的「咬」與「咕嘟」的動作，在吞嚥的架構上並不會同時進行。如果一直咬食物，就不能咕嘟吞嚥，所以**食**

物會長時間滯留在喉嚨裡。在這種狀態下，大有可能發生誤嚥。

而且，咀嚼過度，唾液分必過多，食物就很難凝聚，會變成在零零散散的瓦解狀態下吞嚥。請各位回想第一四八頁提到的「湯、彈、糊、零、酥、鬆」的食物。吃零零散散的食物時，要小心引發誤嚥。

因此，用餐的時候，**不要咀嚼太長的時間，建議適度凝聚時就咕嘟吞下去**。

另外，以高齡者為對象的飲食代表「粥」，也有兩點必須注意。

第一點是「**滯留在嘴巴裡的時間要適度**」。

粥也一樣，在嘴巴裡滯留過久，唾液裡分解澱粉的酵素就會發揮作用，把濃粥分解成湯湯水水的液體。是的，湯湯水水的液體容易引發誤嚥，反而增加誤嚥的危險性。

第二點是「**煮好後盡快食用**」。

煮好的粥放一段時間後，會產生水分分離的「**離水**」現象。這麼一來，就會出現湯湯水水的水分，也可能引發誤嚥。

附帶一提，每次把粥放進嘴巴時，也都會產生這種「離水」現象。只要唾液沾到吃粥的湯匙，唾液裡分解澱粉的酵素就會分解粥裡的澱粉，分離水分。

要避免這種現象，有一種方法是每吃完一口就在杯子裡清洗湯匙。另一種方法是事先把內含防止分離特別酵素的增稠劑（一般商店均有販賣，譬如Soft up、Superakaaze等）加入粥裡，做成果凍狀。

最近也有使用吐司麵包的「**麵包粥**」，非常受歡迎，被視為高齡者的美味飲食。泡脹的麵包粥，不會像米煮的粥那樣離水。

做法是把切掉邊邊的吐司撕成一口大小，放進牛奶裡邊攪碎邊熬煮就行了。重點是要細細熬煮，直到麵包與牛奶融為一體的狀態。

其他不容易誤嗾的食物，我推薦法式吐司、炒蛋、蛋豆腐、馬鈴薯泥、壓扁的香蕉、布丁、優酪乳、瑞士捲蛋糕、西伯利亞蛋糕等。

第七條／

吃得太快當然也不行，只會增加誤嚥或窒息的風險

我們在漫畫或卡通裡都看過，主角吃飯很快、食量又大、大口大口狼吞虎嚥後，食物哽在喉嚨裡而臉色發白的畫面。「海賊王」、「七龍珠」、「魯邦三世」裡，都有這種獨特的畫面。

當然，吃那麼快、那麼大的食量都不好。

越是急著吃、越是猛塞，塞進去的東西就越容易進入「錯誤的入口」。吃得太快，或是邊吃邊在嘴巴裡滯留食物，都有帶來**窒息意外**的高危險性。新聞也曾報導過，有二十歲世代的年輕人，在快吃比賽中窒息身亡。所以，年老後就更不用說了。

引發誤嚥或窒息意外，可不是好笑的事。不管多急著吃，不管食欲有多高漲，都不可以吃太快、不可以吃太多。要養成一口一口吃、一點一點慢慢品嘗的習慣。

附帶一提，「**麵類**」給人的印象，也是很容易順暢地通過喉嚨。但是，**出乎意料之外，麵類其實也是容易哽嗆的食物**。

對吞嚥機能下降的人來說，「吸食」食物是困難的動作之一。因為是湯（液體）和麵（細長圓形物）兩種不同形狀的食物混在一起，所以，咀嚼力差就會把長長一條麵直接吞下去，很容易引發誤嚥。

若是對自己的吞嚥能力有疑慮，可以把麵切短、把湯勾芡成糊狀，這樣就容易吃了。

第八條／

「仰頭吃東西」很危險！「微微點頭致意」的姿勢較不容易哽嗆

不時有患者問：「**有沒有容易誤嚥和不容易誤嚥的姿勢？**」答案**是當然有**。吃東西時的姿勢，會大大影響吞嚥食物的容易度。

「容易吞嚥」的基本姿勢，就是**「微微點頭致意」般的姿勢**。頭部微微向前傾，喉嚨會變窄，東西流入食道會比流入氣管容易，就不會引發誤嚥。

防止誤嚥的有名方法中，有一個方法叫「**點頭嚥下**」（一六〇頁圖）。做法很簡單，**只要在吞嚥的瞬間，頭朝下咕嘟吞下去就行了**。這是讓滯留的食物容易進入食道的方法，推薦給高齡者及非高齡者的所有人。

以為仰頭的姿勢比較容易吞嚥的人似乎不少，這是錯誤的想法（這種吞嚥方法只對部分舌頭不靈活的人有幫助）。

如下頁所示，坐在椅子上進食的理想姿勢，是盡量往後坐滿有椅背的椅子，挺直背脊，頭微微向前傾進食。椅子沒往後坐滿又**靠著椅背、或是彎腰駝背地進食都不好**。

若要在床上進食，最好靠電動床墊撐起上半身，把枕頭塞在頭部後面，維持**頭部微微向前傾**的姿勢進食。

點頭嚥下

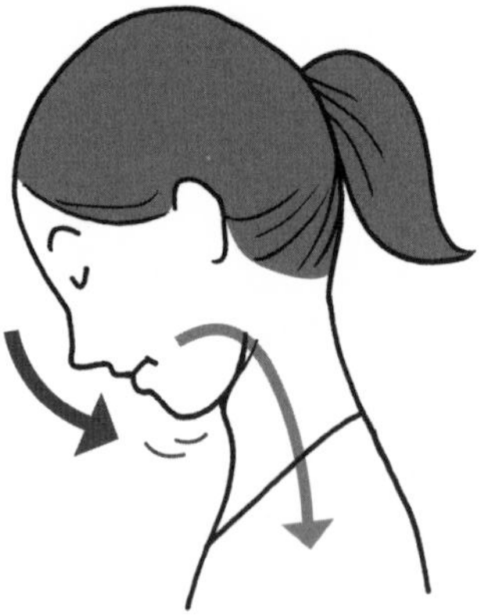

不容易哽嗆的姿勢

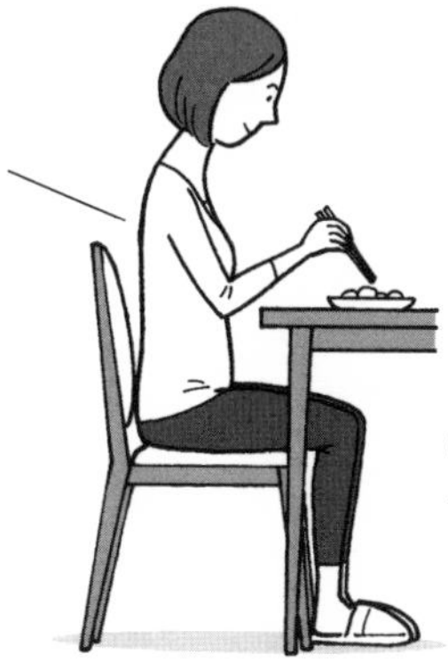
微微點頭致意般的
進食方式。
背部挺直與地面垂直。
椅子高度要適當，讓膝蓋
正好呈九十度彎曲。
腳完全踩到地面，姿勢穩定。

容易哽嗆的姿勢

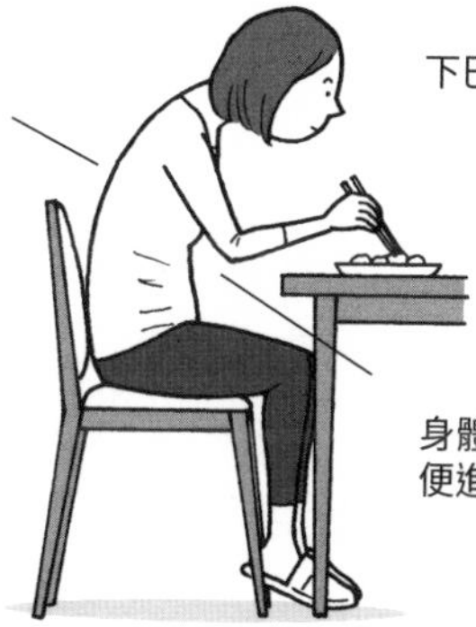
下巴突出的進食方式。
桌子太矮就會彎腰駝背。
身體離桌子太遠，有不方
便進食的距離感。
腳不能完全踩到地面，姿勢會不穩定。

不容易哽嗆的姿勢（床上篇）

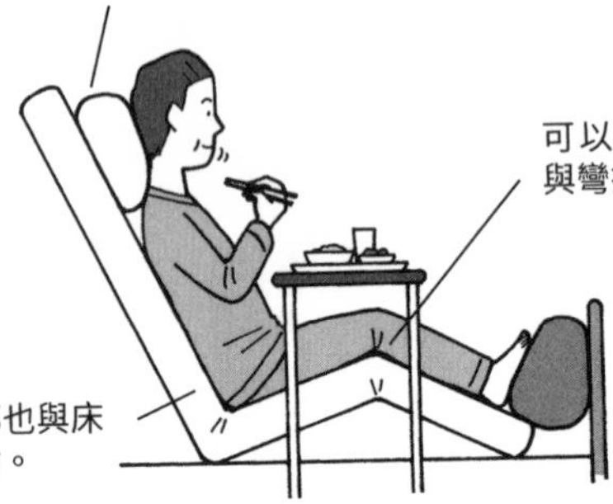
頭部後面塞枕頭，維持臉
比身體前面的姿勢。
可以靠緩衝墊讓膝蓋
與彎折處服貼。
背部挺直，腰部也與床
墊的彎折處服貼。

容易哽嗆的姿勢（床上篇）

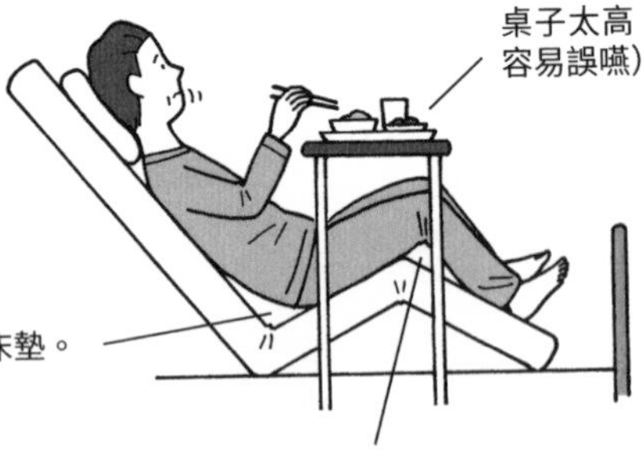
背部弓起來，不能順暢地吞嚥。
桌子太高（不能收下巴，
容易誤嚥）。
腰部沒有緊貼床墊。
膝蓋沒有緊貼床墊的姿勢
會不穩定。

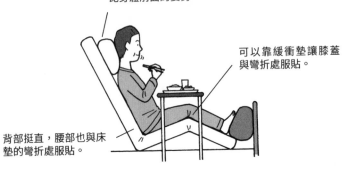

第九條／

「卡到魚刺」要馬上去醫院！「拍打背部」或「給水喝」都NG

陷入「吃飯時，喉嚨卡到魚刺……卡在喉嚨很裡面的地方，怎麼樣都弄不掉」的窘境時，各位會怎麼做呢？

這種時候，有個動作絕對不能做，那就是「**吞一團飯下去**」。這種「吞一團飯就能把卡在喉嚨的魚刺擠掉」的說法，**是沒有科學根據的迷信**。把一團飯吞進插著魚刺的地方，舉例來說，就像「用滾輪從插在地上的椿子上面碾過去」。魚刺會刺進喉嚨更深的地方，使狀況更加惡化。

那麼，該怎麼做才對呢？最好是去找附近的耳鼻喉科。就診後，問題自然可以迎刃而解。若是魚刺進入體內，就需要大費周章的處置了，所以，無論如何請馬上去醫院。

另外，有些人看到周遭有人嗆到，就會**「撐起對方的背部咚咚拍打」，這也是錯誤的緊急處理方式**。

嗆到是意味著有食物快要入氣管的狀態。這時候，如果直直撐起嗆到的人的上半身咚咚拍打……因為氣管呈垂直狀態，所以，在拍打背部的瞬間，哽在氣管裡的食物就會啪啦掉進肺部。

還有，**「給嗆到的人喝水」也是不好的做法**。我想各位都知道了，湯湯水水的東西很容易誤嚥。這麼做更會成為引發誤嚥的原因，對嗆到的人來說是落井下石。

在有人嗆到時，正確做法是**先讓對方的上半身向前水平傾倒**，然後**在氣管呈現容易吐出來的水平狀態下，讓對方咳嗽**。詳細內容請參考下一章的一九三頁到一九六頁。

第五章

「喉嚨」的大問題、小問題，解決煩惱的Q&A

「喉嚨的問題」與「牙齒的問題」同樣重要

各位之中，有「從來沒有去看過牙醫」的人嗎？恐怕沒有吧？說到牙齒，如果蛀牙或牙周病或牙齒太爛而不得不裝假牙，就會有很多麻煩。萬一沒辦法咬東西就糟了，所以，很多人為了維持牙齒的健康，平時就很注重維護。

其實，喉嚨也跟牙齒一樣需要維護。

老後牙齒會逐漸損壞，喉嚨的機能也一樣，老後會逐漸衰退。如同牙齒在老後會出現種種問題那般，喉嚨在老後也會出現大大小小的問題。

所以，要跟保養牙齒一樣，好好保養喉嚨。相較於牙齒，「喉嚨的問題」往往會被忽略，擺在最後處理，這樣的態度絕對不行。讓我們從平時可以做的事做起吧。

在這一章，會列舉種種關於喉嚨健康狀況的問題。各位之中，應該也有不少人有關於喉嚨健康的各種大大小小的疑問和煩惱。一定有人有「一直找不到人問，但很想知道答案」的疑問。我會以Q＆A的方式，來回答各位這樣的問題。

這些「喉嚨健康管理的相關資訊」，**幾乎很難在書籍、雜誌、網路上找得到**。請各位趁此機會，把這些知識牢牢記住，應用在今後的健康維護上。

Q 喉嚨容易卡痰，是因為喉嚨虛弱嗎？

A 有可能是氣管或肺虛弱。

各位知道為什麼會有痰嗎？

對呼吸器官而言，**痰的功能是把有害物質排出體外**。人在呼吸時，會把大氣中的灰塵、細菌、病毒、過敏原吸入氣管或肺裡。痰會把這些異物纏繞成凝膠狀，與咳嗽一起排出體外。

其實，並不是在身體狀況不好時才會有痰，身體狀況良好時也會有痰，健康的人也會有痰。成人的正常量約一天一百毫升。當然，這樣的量幾乎會在無意識中被吞下肚。

會注意到痰，覺得痰卡在喉嚨裡，通常是身體陷入了不得不排出如此大量的痰的狀態，證明氣管和肺部已經堆積了有害物質。

換句話說，痰多的狀態，**即是氣管和肺虛弱的信號**。痰太多的時候，很可能是呼吸器官有什麼疾病，最好馬上去胸腔內科就診。

感冒、病毒感染、肺結核、肺炎、支氣管炎、肺癌、花粉症、氣喘等，都可能是卡痰的原因，在此就不做詳細說明了。

當然，吞嚥能力降低，因誤嚥而引發肺炎時，通常也會卡痰。侵入氣管和肺的食物會滋生細菌，喉嚨為了發揮把這些有害物質排出體外的功能，就會製造大量的痰。

各位要有「卡痰是身體不好的警訊」的認知，平時多加留意，覺得「好像不太對」，就不要猶豫，馬上就診。

Q 為什麼吸到冷空氣就會咳嗽？

A 這是因為喉嚨虛弱，稍微受到刺激就會有反應。

「吸到冷空氣，就會突然咳個不停。」

「冬天時，從暖和的房間走到冰冷的房間，就一定會哽嗆或咳嗽。」

「天剛亮時，氣溫下降，就一定會咳嗽。」

不少人主訴有這些症狀。

受到寒冷的刺激而引發咳嗽的症狀，尤其常見於感冒、氣喘、支氣管炎等患者。但是，只是喉嚨稍微虛弱，也可能出現同樣的症狀。會咳嗽、哽嗆，是因為**喉嚨和氣管的黏膜虛弱，陷入一點刺激都會出現敏感反應的狀態**。喉頭和氣管是空洞的筒狀，直接與外面的空氣接觸。當喉嚨和氣管虛弱，對刺激敏感時，只要空氣有一點點變化，就會馬上察覺，採取防衛反應。

喉嚨和氣管虛弱到這種程度的人，吸到二手菸就咳嗽，或是在吸到灰塵、廢氣、濃郁香水味的瞬間就咳出來，是屢見不鮮的事。

無論如何，都不能無視這樣的症狀。受到一點點刺激就會咳嗽，卻無視這樣的狀態，肺的機能就會大幅下降。呼吸機能衰減，也會對嚥下機能產生不好的影響。

感覺自己的「喉嚨和氣管虛弱」的人，請趕快去胸腔內科就診，及早解決問題。

Q 為什麼抽菸就會喉嚨痛？

A 因為種種有害物質會傷害「黏膜」。

「每次抽太多菸，喉嚨就會痛。」——很多抽菸的人，聽到這句話都會點頭如搗蒜。

香菸的煙含有尼古丁、焦油等**數不清的有害化學物質**，喉嚨會痛是因為這些有害物質不停地刺激黏膜。這樣的狀態持續下去，喉嚨的黏膜當然會變得虛弱而發炎。這樣的刺激會成為咽頭炎、支氣管炎、咽頭癌、喉頭癌、食道癌的起因。

而且，除了喉嚨的黏膜外，香菸還會傷害肺的組織、肺的黏膜，減弱呼吸機能。這樣的傷害，最後會衍生出肺癌等許多呼吸器官的疾病。

總之，**百害無一利**。說到香菸的煙，即使自己不抽菸，也可能被迫吸入二手菸。為了維持喉嚨的健康，當然不能抽菸，也不要靠近很多人抽菸的地方。

Q 胃食道逆流也有可能誤嚥嗎？

A 大有可能誤嚥，請注意。

顧名思義，「胃食道逆流」就是胃的內容物逆流進入食道的疾病，正式名稱是咽喉頭酸逆流症。胃會分泌**強酸性的胃酸**，所以，內容物與胃酸一起逆流，就會刺激食道的黏膜，引起發炎。

最常見的症狀是胸口灼熱。因為胃酸從胃溢出來，所以會覺得噁心、想吐。酸液湧到嘴巴附近稱為**吞酸**，通常會出現「唔嘔……」的狀態。除此之外，咳嗽會變得嚴重，胸口也可能會有緊繃的疼痛感。

最可怕的是，**胃食道逆流會誤嚥從胃湧上來的胃酸和內容物**。

胃酸和內容物被誤嚥進入氣管，當然也會對呼吸器官產生不良影響。胃酸刺激氣管和肺的黏膜造成傷害，因此導致發炎的案例也不少。當然，也可能因為「胃食道逆流引發誤嚥」而造成誤嚥性肺炎。

以前，這個疾病多發生在中高齡世代。**最近，發生在二、三十歲年輕世代的案例也逐漸增加了**。所以，有胃食道逆流的人，不論高齡者或年輕人，都必須小心防範引發誤嚥及誤嚥性肺炎。

Q 該怎麼做才能避免胃食道逆流引發誤嚥呢？

A 建議睡覺時抬高上半身。

胃食道逆流引發的誤嚥，不少案例是發生在晚上睡覺時。以一般仰躺姿勢睡覺，若酸液湧上來，其中的內容物就會進入氣管。

在「睡姿」上下工夫，就能避免這種事發生。我最推薦的是，**撐起上半身的睡覺習慣**。只要身體如一七八頁般傾斜，內容物就不容易湧上來。

還有，**吃完飯立刻躺下來睡覺也不好**。要等胃的內容物被完全消化送進大腸，才不容易引發逆流。吃完飯後，**最好隔一到兩個小時後再就寢**。

會引發胃食道逆流的原因，有「肉類等脂肪量過多的飲食」、「不規律的生活」、「精神上的壓力」等等。有以上自覺的人，請重新檢視每天的飲食生活與生活步調，排除這些因素。

另外，藥物治療也對胃食道逆流有效。可以去腸胃科或消化系統內科就診，請醫師開藥治療。

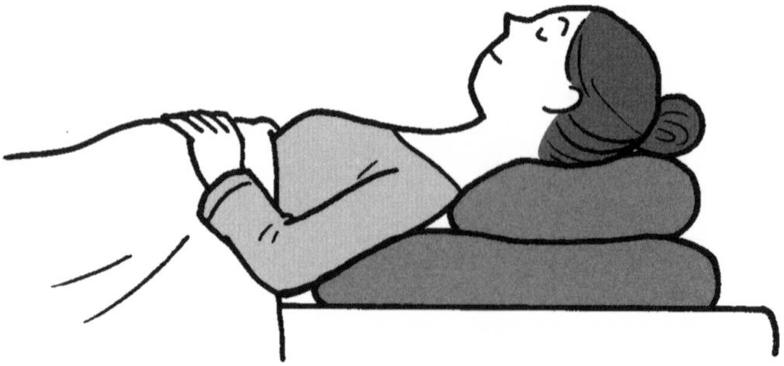

Q **是否有長期一點一點誤嚥的可能性？**

A **我想有這樣的可能性。**

誤嚥的問題，不是嚥下機能衰退的老年人的專利。我在前面章節也說過，喉結的肌肉從四十歲世代就開始衰退了。

我認為**應該有不少人，從年輕的時候就一點一點地產生了誤嚥**。

年輕時，體力和免疫力都好，即使誤嚥也不會引發肺炎。其實，應該有很多人，從年輕時就一點一點地誤嚥，經過漫長的時間，慢慢地磨損了氣管和肺的機能。當體力和免疫力隨著年紀增長而衰退時，這些人很可能因為引發肺炎而短命早死。

這純粹只是推測，但不能否定有這樣的可能性。

根據報告，實際上確實有案例顯示，解剖短命早死的人，發現氣管和肺有菜屑等誤嚥物。也有一說認為，不斷重複這樣的誤嚥，感應器官可能會失去作用，就「不再哽嗆」了。

總之，**吞嚥能力並不是在年老後突然衰退**。若是年輕時，自覺吃飯時經常嗆到，或不太能吞藥錠，說不定就是吞嚥能力不知何時開始衰退了，很可能在不覺中一再誤嚥。從年輕開始的這種誤嚥，年老後說不定會大大影響壽命。

Q……**在喉嚨功能衰退上，男性與女性有差別嗎？**

A……**有很大的差別，但原因不清楚。**

如前所述，喉結位置隨著年紀增長而下降的情況，男性與女性有很大的差別。從第四十一頁的圖可以看出，男性的下降程度比女性大很多。喉結的下垂，與誤嚥等嚥下機能的問題有直接關係，所以，說「喉結的機能是男性比較容易衰退」、「女性比較不易衰退」並不為過。

至於為什麼會有這樣的男女性差異，醫學上還不清楚原因。

不過，有一說是可能與「**說話**」相關。就一般趨勢來看，女性中愛說話的人比較多，男性中沉默寡言的人比較多。平時說個不停，喉結就會上下移動，頻繁使用到喉結的機能。據推測，應該是這樣的不同，造成喉結下降程度的差異。

若是這個說法成立，那麼，世上的男性必須積極鍛鍊社交的能力，比現在更常與人對話。

「退休後不要減少與人交談」，是男性尤其要注意的事。上班工作時，必須與很多人交談，但退休待在家裡，與人交談的機會就減少了，有不少人從此大幅減少了說話次數。

有這種自覺的人，應該多跟家人說話，或參加地域性團體，積極增加社交的機會。此外，我在第二、第三章也說過，偶爾可以去唱卡拉OK，發出大聲音或高音。為了保持喉嚨的機能，最好可以像這樣有意識地發出聲音。

Q 要保護喉嚨，是不是平時戴口罩會比較好？

A 建議晚上也可以戴著口罩睡覺。

可以說是把喉嚨當成生意道具的歌手、廣播人員，晚上大多會戴著口罩睡覺。由此可知，對重視喉嚨的人來說，口罩是必備品項。

前面也提過，喉嚨會直接接觸大氣中的空氣，經常暴露在灰塵、花粉、廢氣、細菌、病毒入侵的危險中。對喉嚨來說，口罩是最可靠的盟友，可以用來防禦這些有害物質。

此外，口罩還有防止喉嚨乾燥的優點。嘴巴和喉嚨乾燥，細菌、病毒就容易附著在黏膜上，成為感冒、病毒感染、發炎等原因。戴上口罩，可以靠自己的氣息維持適度的溼氣、暖氣，那些細菌、病毒就不容易入侵體內。

細菌和病毒尤其最常在晚上睡覺時入侵喉嚨，所以，**從保護喉嚨的觀點來說，「戴著口罩睡覺」非常合理**。

最近，不限冬天或花粉期間，所有季節都戴著口罩的人越來越多了。而且，現在市面上有販賣各種高效能的口罩，譬如「長時間佩戴也不會呼吸困難的口罩」、「滋潤型口罩」等。

口罩逐漸融入我們的生活，對守護喉嚨的健康來說是非常好的趨勢。為了永遠維持喉嚨的健康，希望大家也一定要養成平時使用口罩的習慣。

Q 每次喉嚨痛就含喉糖……

A 含「喉糖」不如去「耳鼻喉科」就診。

「每次喉嚨不舒服都會含喉糖」——這樣的人似乎不少。聽說，有人整個冬季都在含喉糖。

喉糖或喉片大多含有清新的薄荷成分，或香草、漢方的成方。不過，我有點懷疑靠這些東西能不能治好喉嚨的不舒服。至少，**醫療相關人員都不會在喉嚨痛時含喉糖**。

而且，喉糖的主要成分是砂糖和水飴，有蛀牙、血糖上升的疑慮。若長期覺得喉嚨不舒服、疼痛，請不要再含喉糖，去耳鼻喉科就診吧。

Q……最好使用漱口水嗎？

A……一般的水就可以。漱口水的刺激性太強。

漱口的作用，在於防止喉嚨乾燥、沖掉附著在喉嚨上的細菌和病毒，但不必用到漱口水。因為對喉嚨的黏膜來說，漱口水的刺激性太強。

也有報告指出，長期使用漱口水，會破壞嘴巴裡的正常細菌的均衡。因此，**漱口時使用一般自來水就可以了**。

此外，也要注意漱口的方式。仰頭「嘎啦嘎啦漱口」，嘴巴裡的水很容易進入氣管，所以嚥下機能虛弱的人，請**把臉朝下、閉起嘴巴，做「鼓脹腮幫子的漱口」**，就像刷完牙後的動作。

Q 不停地打嗝……與喉嚨的問題有關嗎？

A 與喉嚨完全無關。

誰都有過不停地打嗝的經驗吧？連打太多嗝，就會從喉嚨發出「呃……呃」聲，有人會以為「是喉嚨出了問題」。

其實，與喉嚨完全無關。**打嗝是橫膈膜痙攣所引發的現象**。橫膈膜位於肺的下方，是圓拱狀的薄肌肉膜。我們的呼吸是靠這塊肌肉收縮，使肺上下活動。

不過，到目前為止，**還完全不清楚**為什麼橫隔膈會痙攣、為什麼橫膈膜痙攣就會打嗝。

Q 為了喉嚨的健康，必須使用加溼器嗎？

A 對抗乾燥非常重要。不過，加溼器要清理乾淨再使用。

乾燥是身體黏膜的大敵。空氣乾燥的季節，嘴巴、喉嚨、眼睛、鼻子裡所有外露的黏膜，都會處於乾燥狀態。

尤其是喉嚨的黏膜，一乾燥就容易有細菌、病毒附著，引發感冒、病毒感染、發炎。所以，容易乾燥的季節，可以藉由多種方法維持喉嚨黏膜的溼潤，譬如使用加溼器、佩戴口罩、喝水、漱口等。

不過，若要使用加溼器，必須仔細清理濾網和水盆。沒有仔細清理，就會**積垢**、**滋生黴菌**，反而變成在散播細菌和黴菌。

Q……會打鼾的人是喉嚨有問題嗎？

A……有可能是上呼吸道變窄了。

鼻子不舒服、喉嚨狹窄、肥胖、用嘴巴呼吸、酒精等，都可能是打鼾的原因。

若是其中的「喉嚨狹窄」所引發的打鼾，就是上呼吸道（比聲帶更上面的管子）變得狹窄，增強了喉嚨內部的空氣阻力。狹窄的原因可能是肥胖導致喉嚨的脂肪過多，或是喉嚨的肌肉隨著年紀增長而衰減。

如果打鼾的原因在於喉嚨，那麼，可以改變睡姿或枕頭的高度。睡覺時枕頭太高，很可能壓迫喉嚨，使上呼吸道變窄。因此，側躺或降低枕頭高度，也是抑制打鼾的方法。

Q 喉嚨不好會造成睡眠呼吸中止症嗎？

A 原因是喉嚨的上呼吸道在睡眠中阻塞。

「睡眠呼吸中止症」是睡眠中不斷重複無呼吸狀態的疾病，會對白天的活動造成不良影響。在日本，大約有**三百萬人以上的潛在患者**。

睡眠時呼吸會中止，原因大多是喉嚨的上呼吸道阻塞。當脖子或喉嚨周遭脂肪過多，或扁桃腺肥大時，讓空氣通過通道——上呼吸道——就會受到壓迫變窄。通道阻塞，呼吸就會停止。

另外，也可能是掌管呼吸機能的大腦與肌肉的銜接有問題，稱為「中樞型呼吸中止」，不過頻率很低。有這方面煩惱的人，請盡速尋求專科醫師的協助。

Q……要防止誤嚥意外，應該隨時清潔嘴巴內部嗎？

A……為了預防誤嚥性肺炎，口腔的維護也很重要。

不注重刷牙等嘴巴內部清潔（口腔維護）等事項，細菌就容易在嘴巴裡面滋生。在這種狀態下誤嚥唾液，嘴巴裡的細菌就會隨著唾液一起侵入氣管，在那裡繁殖導致發炎。這麼一來，就容易引發誤嚥性肺炎。

所以，因嚥下機能衰退而擔心誤嚥的人，做好口腔的維護非常重要。早午晚吃完飯後都刷牙，並使用牙縫刷，隨時保持嘴巴內部的清潔，就能減少發生誤嚥性肺炎的風險。

日本全國老人醫院、復健機構、附醫療看護機構等地方，都已深切了解為了減少誤嚥意外，口腔維護的重要性。也有不少醫療中心，會熱心地為嚥下機能衰退的患者做口腔維護。

不過，在其中幾家機構，似乎形成了「關於嚥下問題，只要做好口腔維護即可」的風潮。口腔維護的確很重要，但那純粹只是為了減少誤嚥性肺炎而做的維護，**只做好口腔維護並不能大幅提升患者在吞嚥上的機能**。

如前所述，要提升嚥下機能，必須強化喉結的肌肉（喉頭上舉肌群）。靠呼吸、發聲等訓練，加強喉嚨的力量，才能維持並提升吞嚥能力。

今後，針對吞嚥障礙的醫療處理，不該只偏重在口腔維護，必須配合喉嚨的肌力訓練，全面性提升嚥下機能。

Q 老年人嗆到或哽到時該做什麼緊急處理？

A 請記住緊急時的正確處理方法。

我在第一六四頁也說過，老年人嗆到時，**撐起對方的上半身、給對方水喝、咚咚拍打對方背部，都是錯誤的做法**。給對方水喝，對方很可能發生水的誤嚥。在上半身垂直的狀態下拍打背部，內容物更容易流向肺的方向。

那麼，嗆到或哽到時，該怎麼做才對呢？

首先，有自主性呼吸時，最重要的是**讓對方咳嗽**。此時，讓對方在**氣管呈平行**的狀態下咳嗽，較容易將進入的內容物吐出來，所以，請參照第一九五頁的插圖，讓對方深深彎腰，以向前傾的姿勢，或側躺的姿勢咳嗽。在這樣的姿勢下，咚咚拍打背才有效。

此外，要觀察對方的嘴巴內部，如果看得到哽住的東西，就伸進手指把那個東西撥出來。不過，伸進手指時，千萬小心不要把東西往裡面推。還有，不要忘了戴塑膠手套。

也可以把吸塵器的管嘴放進對方嘴裡，把哽住的東西吸出來。不過，這麼做時必須遵守步驟，先把管嘴放進嘴巴裡，再打開開關，以免吸住舌頭。

可能的話，建議使用窒息時的專用器具——「吸引嘴管」。

若試著讓對方咳嗽吐出來也不行，**請趕快叫救護車**。在救護車到達之前，若對方還有反應、意識清楚，可以採行腹部擠壓法（Abdominal thrusts）。做法如一九五頁插圖，從後面抱住對方，以拳頭擠壓胸骨與肚臍之間的位置。目的在於刺激橫膈膜。一隻手握

嗆到時的緊急處理

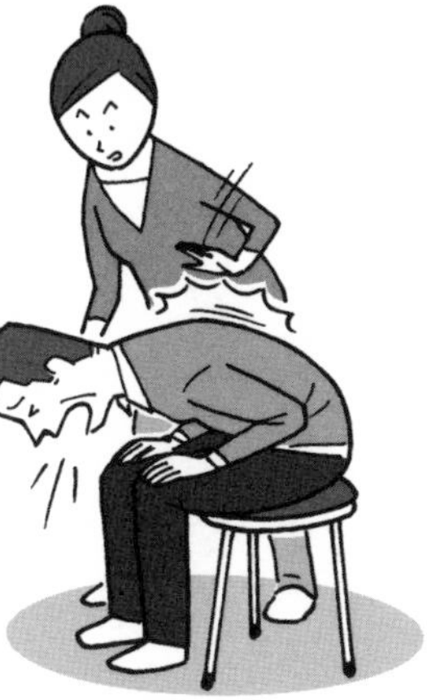

讓對方的上半身向前傾，氣管呈水平狀態，再拍打背部，讓對方咳嗽。

腹部擠壓法
(Abdominal thrusts)

雙手在對方的胸骨與肚臍之間交握，靠雙手不斷用力地擠壓橫膈膜。

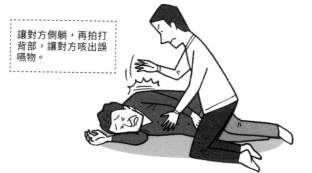

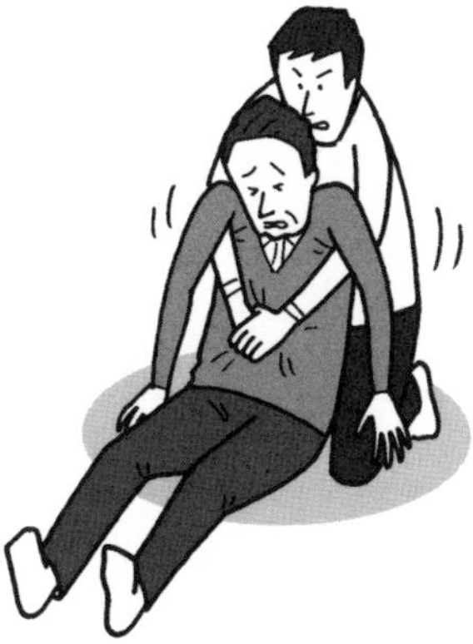

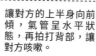

讓對方側躺，再拍打背部，讓對方咳出誤嚥物。

拳、一隻手張開，抱住對方，雙手用力拉扯，快速重複壓迫的動作。若是意識不清，就要進行基本心肺復甦術（Basic Life Support）。

我在前面的章節也提過，在二〇一一年度，**誤嚥造成的窒息意外**死亡人數（四千八百一十六人），已經超過**交通意外**的死亡人數（四千六百一十一人）。現今，日本對窒息意外的處置，必須等同或更甚於對重大交通事故的處置。

第六章

人類從「喉嚨」衰老，也從「喉嚨」復甦！

「吃的喜悅」會為人生帶來幸福

各位在每天的生活裡，做什麼事的時候最快樂呢？

在一天之中，做什麼事時覺得最幸福呢？

答案當然是因人而異。

但是，應該有很多人會回答「吃東西的時候最幸福」。

食欲和性欲、睡欲一樣，**是人類最基本的欲望之一**。滿足了食欲，就會有滿滿的滿足感。吃到美食，更是覺得幸福。有時，每吃一口都充滿喜悅。

反言之，人生若被剝奪了「吃的喜悅」，可能每天都會過得既淒涼又乏味。萬一發生這種事，恐怕有人會頓時失去求生意志。大家應該都不想陷入這種不能吃東西的狀態吧？

我認為，對人類而言，**最大的幸福就是可以永遠保有「吃的喜悅」**。不論到什麼年紀，都能維持可以享受美食的狀態，對我們而言就是幸福。

大家認為呢？

如果大家也這麼認為，就不能讓吞嚥食物的能力衰退。無法吞嚥食物，就意味著不能從嘴巴攝取營養，也意味著將失去「吃的喜悅」。所以，為了保住生存的幸福、生存的喜悅，也必須努力做到永遠不讓吞嚥能力衰退。在這最後一章，讓我們共同來思考維持吞嚥能力的意義。

若是不能從嘴巴吃東西，該怎麼辦才好？

野生動物若是不能吃東西，只有死路一條。

自然界的所有生物，都注定逃不過「不能吃＝死」這種事。

其實人類也一樣，不能自己吃東西時，就該有壽命將盡的覺悟，或許這樣才是自然的態度。

然而，人類已經架構起了互助系統，即便我們自己不能吃東西了，周遭人也會把食物送進我們的嘴裡。只要具有嚥下機能，透過護理人員或看護的照顧，還是可能再活很長的時間。即便是不能走路，處於長期臥床的狀態，只要保有「**從嘴巴吃東西的機能**」，就有可能永遠活得「**像個人**」。

那麼，倘若嚥下機能衰退，再三誤嚥放進嘴巴裡的東西，因此不能再從嘴巴吃東西的話，會怎麼樣呢？

大多數人會在這個時候，死於誤嚥性肺炎或體力虛弱，但也有人會靠「從嘴巴之外的地方輸送養分」的方法延長生命。

這個方法就是「**胃造口**」。

所謂的胃造口（PEG），是使用內視鏡在胃內開的小洞。在這個洞接上管子，從外面直接輸送養分和水分。

這個胃造口**有優點也有缺點**。

設置胃造口，靠管子管理營養，不必從嘴巴吃東西也可以活很長。儘管還有誤嚥唾液和逆流物的可能性，但大幅降低了引發誤嚥性肺炎的風險。而且，不必花時間餵食，可以大大減輕看護者的負擔。

但是，也被指出許多缺點。譬如，需要高額費用、有併發症的風險等，尤其最常被提起的是「**生命尊嚴**」的問題。

嚥下機能衰退到不得不設置胃造口的高齡者，有很多人在體力、肌力上都大大衰退，臥床不起的案例不在少數。長期臥床，過著活動量少的生活，通常大腦的認知機能也會隨著衰退。漸漸地，與人之間的交流等應對反應減少，很多人就會轉入「被動活著」的狀態，而不是靠自己的意志活著。

也就是，牽扯到是否活得像個人的生命尊嚴的問題——在這種狀態下繼續被動地活著好嗎？

高齡者要不要設置胃造口，是非常難決定的問題。下結論的人，通常是家人或親戚而非本人，但家人和親戚也有很多考量。

當患者邁入高齡，家人聽醫師說「現在不設置胃造口很可能死亡」，有人會因為希望患者多活一些日子，所以選擇設置胃造口；有人會因為孫子再半年就出生了，所以希望患者可以活到那個時候。

此外，醫師也各自有不同的想法，有的醫師是「胃造口推崇派」，有的醫師是「胃造口謹慎派」、「胃造口反對派」。要不要設置胃造口的決定權，雖在於患者那一方，但選擇什麼立場的醫師就診，也會受到影響。大略分析最近的醫學界的潮流，可以知道約兩成的醫師是「胃造口推崇派」，其餘八成是「慎重派」或「反對派」。

我應該算是「慎重派」，若是患者有希望恢復吞嚥能力，我也可能建議設置胃造口。總之，不管是什麼立場，「全力維持並提升吞嚥能力，讓大家都可以不必設置胃造口」的預防醫學，才是醫療應有的原貌。

如前所述，**趁年輕好好鍛鍊吞嚥能力，就可以過著「從嘴巴享受美食的生活」，直到壽命將盡的那天**。甚至可能在蒙上天召喚之前，都可以吃東西吃得津津有味，活得健健康康，死得痛痛快快。

這樣就不必煩惱要不要設置胃造口的問題。

因此，我們應該盡全力保有嚥下機能，以免將來後悔。每天盡力而為，才不會喪失從嘴巴吃東西的機能。

食物從喉嚨通過，大腦和身體便能挽回人類應有的光輝

人類靠嘴巴吃東西，才會有健康、有活力。

如前所述，我曾遇過無數位「**因嚥下機能恢復而挽回健康的患者**」。

譬如，有案例顯示，嚥下機能衰退到「這樣下去非設置胃造口不可」的患者，加強吞嚥能力後變成可以從嘴巴吃東西。

也有案例顯示，腦中風造成嚥下機能衰退的患者，靠努力做復健又可以從嘴巴吃東西，就摘除了胃造口。

不論任何患者，只要可以從嘴巴吃東西，「生命力般的東西」就會從那一刻起逐漸復甦。

也就是說，在可以從嘴巴吃東西的那一瞬間，眼睛就會恢復光芒、臉的表情就會充滿生氣、感情的表現就會變得豐富、與人之間的交流等對應性也會更加沉穩……健康到看起來跟以前判若兩人，**又找回人類應有的光輝**。

為什麼會出現這麼大的變化呢？

醫學上的理由還不清楚，我想可能是「**從嘴巴吃東西**」的行為，會給大腦和身體帶來很大的刺激吧。

從嘴巴吃東西的行為，會使用到很多機能，譬如「看料理」、「聞香味」、「用舌頭嚐味道」、「靠咬來咀嚼」、「吞嚥食物」、「消化食物」等。不但會使用到視覺、嗅覺、味覺等感官，還頻頻使用到手、下巴、喉嚨、消化器官等多樣身體機能。

對人的大腦和身體來說，這樣的刺激一定是強烈到超越我們的想像。說不定從嘴巴吃東西這件事，就是讓大腦和身體活動起來的信號。

無論如何，能否做到「從嘴巴吃東西」、「正常吞嚥」的動作，會使人的大腦和身體的活動度產生劇烈的變化，這是不爭的事實。尤其是年老後大腦和身體機能明顯衰退的人，能否恢復健康的關鍵都在於嚥下機能。

我認為人類是從喉嚨衰退的生物，同時也是**從喉嚨復甦**的生物。「從嘴巴吃東西」、「正常吞嚥」的動作，蘊藏著讓我們的大腦和身體復甦的力量。所以，我們必須保有吃的機能、吞嚥的機能，大腦和身體才能永遠健康地持續運轉。

能夠理所當然地做「理所當然」的事最重要

如前所述，「**嚥下**」、「**呼吸**」、「**發聲**」這三種**人類維持生命不可或缺的機能**，都集中在喉嚨這個器官。

然而，儘管喉嚨是如此重要的器官，卻沒有多少人平時就注意到「喉嚨的健康管理」。

或許是因為，「**吞嚥**」、「**呼吸**」、「**發聲**」的動作，是「平時做得太理所當然的無意識行為」，所以，很難萌生「必須注意喉嚨健康」的意識。

沒錯，就是理所當然才可怕。

如果覺得「吃飯、呼吸都跟平常一樣，沒什麼問題」，掉以輕心，嚥下等喉嚨的機能就會在不知不覺中逐漸衰退。很多案例顯示，等年老後，開始有「不對勁」、「會不會是喉嚨機能衰退了？」的自覺時，機能都已經大大衰退了。

因此，必須從年輕時就開始有意識地注意喉嚨的狀況，以防止衰退。即使覺得「沒怎麼樣」，也要注意別讓「吞嚥」、「呼吸」、「發聲」的機能衰退。

我認為必須具有「**能夠理所當然地做理所當然的事最重要**」的意識，趁年輕及早進行喉嚨的維護與訓練。

人類任誰都會老，老了就會衰弱。現在理所當然做得到的事，在年老後，就會有體力衰退到做不來的一天。很遺憾，老化的進展是不可逆的。

但是，雖無法阻止老化的進展，**卻可能可以延緩**。為了可以理所當然地做理所當然的事，趁年輕開始累積訓練，就能長久維持這個機能，延緩老化。

也就是說，在平時做好喉嚨的維護與訓練，不讓「**嚥下**」、「**呼吸**」、「**發聲**」等理所當然的機能衰退，長久維持下去，將來就不必為這種事苦惱。

我認為，趁年輕時致力於「維持理所當然的機能」的人生態度，與能否延長壽命息息相關。

所以，各位，不要覺得「現在沒怎麼樣」，就什麼都不做。一定要在平時做好喉嚨的健康管理，讓理所當然的機能永不衰退。這樣就可以延緩老化，延長健康的壽命。

我把吞嚥障礙當成專科之一的「理由」

在此，我要稍作說明，為什麼我會這麼關心「嚥下問題」？為什麼我會想讓更多人知道「強化吞嚥能力的重要性」？

當我還是個新手醫師時，是在大學醫院的耳鼻喉科、頭頸部外科與急診中心當住院醫師。

大學醫院有很多因頭頸部癌等疾病而住院的患者，每天不分日夜都在為這些患者進行大手術。此外，也有因意外受重傷的人，或主訴身體突然不舒服的老年人等許多患者，被送來急診中心。

有時，為了治療癌症等疾病，必須花十幾個小時動手術。執刀醫師在開刀時，必須傾注所有技術與體力，盡全力讓手術成功。因為非常勞心勞力，所以「手術成功！」時，不僅是患者與其家屬，連醫師和所有工作人員也都會大大鬆一口氣。

做完大手術的患者，會從手術室移到病房，在那裡靜養等待身體復原。為這些患者做術後管理，就是我這個住院醫師的工作。

當時，**有患者在手術結束的一個禮拜後，引發肺炎，很快就走了**。

絕不是因為手術失敗或病情復發，也不是因為術後的維護或管理沒做好。那麼，死因究竟是什麼？好不容易熬過極度困難的大手術生還，為什麼最後還是死了呢？

其實**原因就是誤嚥性肺炎**。

手術後的患者，體力和免疫力難免都會下降。有人會因此誤嚥自己的唾液，因此引發肺炎而死亡。

這種狀況讓我**有種空虛無奈的感覺**，也曾滿腦子想著「經過那樣的大手術，好不容易撿回一條命，竟然只因為誤嚥自己的唾液就走了……這樣豈不是患者的奮鬥和醫療人員的努力都白費了？」

而且，當時對誤嚥和誤嚥性肺炎的問題，並不如現今重視。身為醫療的一方，**我有種「體力衰弱而引發誤嚥性肺炎就完了」的無力感，同時也覺得既懊惱又焦慮**。

以救人為座右銘的我，一心想解決這樣的問題，所以，決定把吞嚥障礙當成我的專科之一，開始專研這個領域。

相較於我在當住院醫師的時候，現今的醫療從業人員對嚥下的認知已經有了**飛躍性的成長**。現在會小心注意術後防止誤嚥的照護，也會廣泛地對患者進行口腔維護及嚥下方面的指導，以減少誤嚥性肺炎的發生。

但是，就我看來，**今後的日本在這方面將會有更大的需求**。

我希望醫療從業人員對「吞嚥能力」的問題能更提高意識，也希望一般人能更了解「吞嚥能力」的重要性。

如前所述，我認為**強化吞嚥能力，就能提升自己的生存能力**。

如果有多數人對吞嚥能力抱持強烈的意識，及早進行吞嚥能力的訓練，那麼，就可以提升多數人的生存能力。

這麼一來，身體會比這之前更不容易衰弱，也會有比這之前更多的人長命百歲。而且，在大醫院做完大手術，卻因誤嚥失去「原本已經獲救的生命」的狀況，或許也會減少。

然後，我希望有那麼一天，大家都會知道吞嚥能力的重要性、大家都會開始鍛鍊吞嚥能力、大家都會因此擁有堅強的生存能力……

強化「吞嚥能力」，吃得好、活得好，度過永遠幸福的人生

各位──

至此，我已從各種角度，說明了不讓吞嚥能力衰退是多麼重要的事。

在這本書的「序」裡，我曾說過「為了追求健康長壽，吞嚥能力是最不能衰退的機能」。看到這裡的各位，對這件事應該有了充分的理解。

如前所述，我們人類不吃東西就無法生存。「吃這件事」會帶給我們生存的能力，「吃的喜悅」也會帶給我們幸福。

是的，**對人類而言，最重要的就是不能喪失「吃的能力」**。

為了不喪失「吃的能力」，就必須保有「吞嚥能力」。

想保有「吞嚥能力」，就必須在平時做訓練和維護，保護好「喉嚨的健康」。

這麼一想，就會覺得我們的人生能否過得幸福的關鍵，或許是在於「**喉嚨的健康**」。

聽到我說「人生能否幸福的關鍵在於『喉嚨』」，或許有人會露出懷疑的表情，但我絕不是開玩笑，真的是這麼覺得。

喉嚨的健康的確是決定我們能否健康長壽的最大因素，也是影響我們邁入高齡後的QOL（Quality of live：人生品質）的因素。

我們能不能幸福地度過人生最後的時光，與能不能吃東西、吞嚥能力好不好等喉嚨的健康息息相關。

及早強化吞嚥能力的人，與完全不注重健康任由吞嚥能力衰退的人，在人生上一定會有懸殊的差異。

前者會健康地活到九十歲、一百歲，終生都能享用美食，度過幸福的人生。

後者到七十多歲就不能吃東西了，在醫院或安養院度過失意的人生……

說不定會有這麼明顯的差異。

我不是在恐嚇大家，真的是有這麼大的差異也不奇怪。**我們的「喉嚨」具有強烈影響人類一生的能力。**

所以，各位，為了今後可以度過充實的幸福人生，請珍惜喉嚨的健康。

鍛鍊強健的吞嚥能力，就像是為了幸福地度過老後人生而做的「自我投資」。只要從年輕開始，認真地、不懈怠地投資，儲蓄「資產」，就能輕鬆地幸福地度過老後的人生。

換句話說，就是**儲存「吃的能力」、「生存的能力」**。請大家從現在起，為自己的未來儲存強大的力量。即便已經七十歲、八十歲，也可以開始鍛鍊「喉嚨的肌肉」。

有了強健的吞嚥能力，即使到了九十歲、一百歲，也可以繼續享受美食。大家在壽終正寢之前，都要當一個可以健康地吃東西的自己、一個可以活得神采奕奕的自己。

各位，實現健康長壽的願望的關鍵，在於吞嚥能力。

讓我們靠鍛鍊吞嚥能力，來強化吃的能力、生存的能力。

吃得長長久久、
活得長長久久、
靠自己的力量築起幸福的人生。

結語

最近，在電視節目也經常看到「肺炎」特集。

跟我剛開始學嚥下醫療的時候比起來，世人的關心度提升了，恍如隔世。由此可見，肺炎已經成為社會問題了。

因此，市面上充斥著種種預防醫學。

口腔維護、「pa」、「ta」、「ka」發聲、冰按摩等，對不熟悉的人來說，簡直就像咒文，但視情況而定，每一項都是必要的治療，也都有研究資料及科學佐證。

不過，有些地方會說「嚥下治療就是要這麼做」，不管對怎麼樣的患者，都是進行同樣的治療。

我每天接觸患者，都會這麼自問自答：

「對這個患者使用這個治療方法真的好嗎？是不是可以選擇更有效的方法呢？」

根據我的經驗，肺炎、嚥下的治療，並沒有所謂「這才是正解」的唯一道路。因為患者不同，病因就不一樣，治療方法等所有一切也會改變，所以一切都要客制化。

在此，我想說一句話：

所有醫療相關人員，都有義務對患者進行適切的醫療。

「如果患者是你自己，你會希望醫師怎麼做？」

「如果患者是你自己的父母，你會希望醫師怎麼治療？」

我希望所有醫師都能用這樣的心情去面對患者。

尤其，嚥下治療經常是條漫長的道路，所以，對患者本人就不用說了，對家屬也要盡可能給予正面的能量，讓他們好好地持續治療，這才是最重要的。

很多醫療人員把患者在治療後所說的感謝辭，視為勝過一切的生存意義，所以，一定做得到。

越來越像是在說教了，但我只是希望各位讀者可以保持「喉嚨」的健康，活得精力充沛、頭好壯壯。

讀到這裡，想必各位都明白了。

可以從嘴巴吃東西、身體健康、心情愉悅這些事，彼此關係密切。而這個健康的「守門人」就是「喉嚨」。

在本書中介紹的「喉嚨體操」，只需五分鐘的時間，任誰都可以開始做。

光這麼做，就能大大提升喉嚨的能力，進而大大提升十年後也精神奕奕地活著的可能性。這不也是很有效益的投資嗎？端看個人怎麼想了。

各位，為了快樂地活到人生的最後一刻、為了永遠擁有健康的心靈、健康的身體，讓我們一起動動「喉嚨」吧！

最後，我要謝謝總是跟我開心地聊天的患者們、成為我強大後盾的醫院工作同仁、總是全力支持我的家人。

因為有你們，我才能每天愉快地從事醫療這份工作。我有你們的陪伴，是最幸福的人。在此，我要表達我對你們的感謝之意。

西山耕一郎

國家圖書館出版品預行編目資料

練喉嚨：日本耳鼻喉名醫獨家傳授讓喉嚨返老還童的「喉嚨體操」 每天 5 分鐘，延命 10 年！ / 西山耕一郎著；涂愫芸譯. -- 初版. -- 臺北市：平安文化，2018.07
面； 公分. -- (平安叢書；第 599 種)(真健康；61)
譯自：肺炎がいやなら、のどを鍛えなさい
ISBN 978-986-96416-5-4(平裝)
1. 吞嚥困難 2. 健康法

415.51 107009770

平安叢書第 599 種
真健康 61

練喉嚨

日本耳鼻喉名醫獨家傳授
讓喉嚨返老還童的「喉嚨體操」
每天5分鐘，延命10年！

肺炎がいやなら、のどを鍛えなさい

HAIEN GA IYANARA, NODO WO KITAENASAI
Copyright © Koichiro Nishiyama 2017
Chinese translation rights in complex characters arranged with ASUKA SHINSHA INC
through Japan UNI Agency, Inc., Tokyo
Complex Chinese Characters © 2018 by Ping's Publications, Ltd., a division of Crown Culture Corporation.

作　　者—西山耕一郎
譯　　者—涂愫芸
發 行 人—平雲
出版發行—平安文化有限公司
台北市敦化北路 120 巷 50 號
電話◎ 02-27168888
郵撥帳號◎ 18420815 號
皇冠出版社(香港)有限公司
香港上環文咸東街 50 號寶恒商業中心
23 樓 2301-3 室
電話◎ 2529-1778　傳真◎ 2527-0904
總 編 輯—龔橞甄
責任編輯—陳怡蓁
美術設計—嚴昱琳
著作完成日期—2017年
初版一刷日期—2018年7月

法律顧問—王惠光律師
有著作權・翻印必究
如有破損或裝訂錯誤，請寄回本社更換
讀者服務傳真專線◎02-27150507
電腦編號◎524061
ISBN◎978-986-96416-5-4
Printed in Taiwan
本書定價◎新台幣300元/港幣100元

● 【真健康】官網：www.crown.com.tw/book/health
● 皇冠讀樂網：www.crown.com.tw
● 皇冠Facebook：www.facebook.com/crownbook
● 皇冠 Instagram：www.instagram.com/crownbook1954/
● 小王子的編輯夢：crownbook.pixnet.net/blog